U0137629

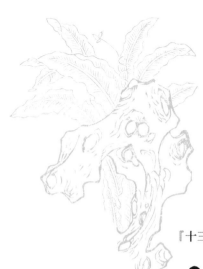

『十三五』国家重点图书出版规划项目　　中医流派传承丛书

岭南医派

LINGNAN YIPAI　　ZHONGYI LIUPAI CHUANCHENG CONGSHU

名誉总主编————颜正华　周仲瑛
总　主　编————陈仁寿　王　琦　　分册主编——郑　洪

Lingnan Yipai
Zhongyi Liupai Chuancheng Congshu

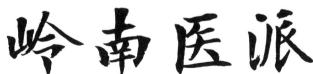 湖南科学技术出版社

总　序

　　《说文》释"流"曰："水行也。从㳄充。充，突忽也。"段玉裁谓充之本义乃"不顺忽出也"。派者，"别水也"，故左泰冲有"百川派别"之谓。则流派者，即百业之突忽别流可知。历史上的中医流派众多，灿若繁星，以其划分方式不同，而有学说、世家、地域之分。

　　中国地大物博，地情、民情、病情复杂，故中医讲究"因地制宜"。各地先贤常以各地风物人文不同，而各有所长，诊疗手法各具特色。经过长期的进取开拓、发展传承，孕育出了一大批地域流派，吴门、孟河、新安、海派、浙派、燕京、川蜀、湖湘、岭南……不胜枚举，如同星宿分野九州。这些地域流派将中医原有的理论实践基础结合当地的具体情况，若水之别流，突忽分出，有所发展，有所延伸，又如支流汇聚，百川入海，从而丰富了原有的内容，扩展了原有的实践，维护着各地人民群众的健康，同时推动着中医不断向前发展。因此对于流派的研究挖掘，既是传承的一环，又是发展的一环。

　　中医流派的形成，与人、地、传、文化等因素密切相关，每个人对经典理论与医疗技术的认识不同，不同的地域能造就不同的人—病—药—效之间的关系，不同的历史、地理环境与人脉形成不同的流派，文化程度与文化特色能造就不同的中医流派，所以研究中医流派是一件十分有意思、有价值的事情。通过流派的研究，可以挖掘中医学中的不同学术思想、临床经验、用药特色、传承模式等，特别对于当今发展中医，做到"传承精华，守正创新"具有深远的现实意义。

今湖南科学技术出版社策划的国家"十三五"图书出版项目，邀请南京中医药大学陈仁寿教授担任总主编，上海中医药大学、浙江中医药大学、山东中医药大学、湖南中医药大学、首都医科大学、苏州中医医院等单位在中医流派研究方面有建树的专家学者共同编纂这套《中医流派传承丛书》，可以全面展示不同地域中医流派的历史脉络、医人医著、学术思想、临证经验、发展现状，对于多视野、多维度地了解我国各地中医药的发展历史均具有文献价值和实用价值。

这套丛书目前包括了十个有代表性的地域流派，各册主编都是在全国中医文献与流派学科领域具有相当影响力的著名专家。每个分册的内容安排，既有历史回望，又有当代现状与未来展望；既有浅显易懂的历史文化科普，又有专业学术的医论医理探讨，我认为可称得上是古今贯通、深浅得宜。通过这套丛书，不论是中医爱好者，还是从事临床研究工作的同志，相信都能有所收获。

近年来，随着党和政府越来越重视中医药事业的发展，中医文献与流派研究得到了广泛的支持和重视，并取得了可喜的成就。这套丛书的问世，可以说是承天时、地利、人和于一身，本身既是对近年来中医流派研究成果的一个汇总和展示，同时也将会对中医流派的继续研究有所帮助，对中医事业的传承有所贡献。

中医流派的内涵十分丰富，本丛书第一辑仅出版 10 个地域流派，希望后续有更多的地域流派分册著作不断问世，更希望还能有学术流派等方面的系列著作涌现，从而掀起学习和研究中医流派的高潮，将中医各种具有特色的流派展示给世人。以供人们学习、借鉴和研究。

故乐为之序！

颜正华

2020 年 12 月

总前言

唐代诗人张文琮《咏水》有曰："标名资上善，流派表灵长。"

所谓流派者，是指学术与学问的传承过程中，形成的不同派别，如水之流动必有支出，如山川溪水，各有风格，中医也不例外。

中医流派是中医学术思想和临床经验代代传承的主要载体之一，在绵延数千年的祖国医学历史长河中中医流派络绎纷呈，许多流派对中医的传承和发展做出了巨大贡献。我们把中医流派主要概括为3种类型：地域流派、学说流派、世医流派。其内涵与外延各有不同，并有交叉。地域流派是指一个地区众多医家长期行医而形成的极有影响的中医流派，以地方命名为主，如吴门医派、孟河医派、海派中医、新安医派等；学说流派是由于学说观点不同而形成的中医流派，以中医学说理论或医家命名为主，如伤寒学派、河间学派、易水学派、温病学派等；世医流派是指某种学术观点和诊疗方法代代相传而形成的中医流派，以中医世家及其医疗技术命名为主，如苏州石氏伤科、南京丁氏痔科、无锡黄氏喉科等。通过对中医流派的研究，可以挖掘中医药学术思想精华、梳理中医药传承脉络、提炼中医药创新思路、指导中医药临床应用，为此有必要进行系统总结，以供中医药临床、教学、科研及中医药文化传播参考。

中医流派研究是一个系统工程，所涉及内容广泛而丰富。本丛书主要选择部分地域流派进行研究和编纂，以揭示地域流派中的历史与人文、人物与著作、学术与临证、传承与创新等内容。

地域流派的形成，与当地的历史、地理、文化及习俗等地域因素密切相关，包含着人文与科学的双层内涵。地域流派强调其医家同处于某一地区，虽医家之间可能学术观念不完全一致，也不一定有传承关系，但同受当地文化熏陶培育，必然可以在文化上找出共性特征，从而基本符合地域流派的条件。在以地域冠名其医学流派之时，其必然强调自身对地方文化的认同，有利于加强当地中医界的凝聚力，并且可以促进更全面深入地挖掘和传承地方名医经验；同时，有利于获得地方政府和社会各界对当地中医更多的关注与更大的支持。

目前，中医学界对地域流派研究主要涉及吴门医派、孟河医派、新安医派、海派中医、岭南医派、龙江医派、钱塘医派、八桂医派、山阳医派、川派中医、燕京医派、湖湘医派、永嘉医派、旴江医派、齐鲁医派、长安医派等。

本丛书第一辑选取了具有代表性的10个地域流派进行编写，分别是吴门医派（苏州）、孟河医派（常州）、新安医派（安徽）、海派中医（上海）、燕京医派（北京）、浙派中医（浙江）、川派中医（四川）、岭南医派（广东）、齐鲁医派（山东）、湖湘医派（湖南），每一个流派作为一册，共计10册。每册内容主要由5个方面组成，分别从地域历史、人文基础、代表医家及著作、历史遗存、学术思想及其影响、传承和研究情况等几个方面将每个地域流派的风貌进行介绍。各册分别由南京中医药大学陈仁寿研究员、浙江中医药大学郑洪教授、上海中医药大学梁尚华教授、安徽中医药大学陆翔教授、四川省中医药学会杨殿兴会长、山东中医药大学李玉清教授、首都医科大学张静秋教授、湖南中医药大学周德生教授、苏州市中医医院欧阳八四主任医生等担任主编。

在编写过程中，主编们带领各自的团队，在丛书总体策划与编写原则要求下，积极与地方中医药教育、科研、医疗以及民间机构、学者取得联系，就其当地的地域流派研究现状、传承情况等方面进行咨询；与目前地域流派中的代表医家进行交流，就其学术思想、传承建议等方面展开探讨；通过实地走访采风，对流派现存的历史遗迹、医药文献等进行拍摄、录像。力求使本丛书集目前地域流派研究之大成，具有里程碑的意义，对今后地域流派的研究具有重要的参考价值。特别是其中的名家学术思想与临证经验，对临床医生具有指导意义。

为了使体例基本一致，但又要保持各自特色，编写过程中多次召开编写讨论与交流会，大家各抒己见，相互学习，相互借鉴。因而各册既符合丛书的总体要求，但又各有千秋，符合中医流派的本身所蕴含的异同、特性与交融。

希望通过本丛书的出版，让中医学界提高对中医流派的重视，同时提高广大中医同行对中医流派的认知，并从中吸取精华，服务于当代中医教学与临床，推动当今中医的传承与创新。

希望读者们对本丛书的编撰提出宝贵意见，指出其中存在的错误，并对我们今后的中医流派研究工作提出建设性建议。

陈仁寿

2020 年 12 月于南京

目录

绪 论

在中医地域学术流派中，岭南医派是比较独特的一支。岭南地区离华夏主干文化的诞生之地、同时也是中医基本理论的奠基之地即黄河流域距离甚远，由于古代交通不便，文化传播较慢，岭南的中医药发展长期落后。但是从近代开始，它奋起直追，中医药学术与产业得到快速发展，并且形成了非常深厚的群众基础。在当代，岭南地区已成为我国中医药发展最活跃的区域。了解岭南医派的历史，探讨岭南医派的特色，有助更好地认识地域流派的多样性。

本书名为《岭南医派》。书名中包含着几个层次的意义，首先略作说明。

一、关于岭南

"岭南"，既是地理概念，也是历史概念。岭南即五岭之南，地理上指湘粤赣交界的五岭以南地区。在政治区域上，传统"岭南"的概念包括今天的广东、广西、海南、香港、澳门五省区。

清代屈大均《广东新语》说："五岭之称，始《史记·张耳传》……《舆地记》：一曰台岭，一曰塞上，即大庾也。二曰骑田，三曰都庞，四曰萌渚，五曰越岭。"后世通行的"五岭"，便是指粤湘赣交界处的萌渚岭、越城岭、都庞岭、骑田岭和大庾岭。从中原南望，五岭以南的地区便被称为"岭南"，或称"岭外""岭表"。唐代在此地设"岭南道"，使"岭南"一词成为正式的行政区划名称。唐代后期，将岭南道分为岭南东道与岭南西道两个区域，宋代则将岭南地区称为"广南"，分设广南东路和广南西路，此后各个朝代都将岭南东、西两部分设为不同的行政区划，逐步演变成后来的广东与广西。香港、澳门和海南则是在特定历史条件下从广东分出的省或特别行政区。

在历史上广东一直是岭南地区的经济文化发展中心，所以在现代"岭南"一词有时偏指广东。不过在本书中，仍将历史上的岭南医域作为一个整体，亦即本书的所指范围包含广东、广西、海南、香港、澳门五省区。

二、关于医派

医派，全称为中医学术流派，有时也叫学派。对于什么叫医派，有很多说法。当代中医学术界中讨论医派较多的是《中医各家学说》教材。著名专家任应秋曾提出一个界定原则："或谓凡一学派之成立，必有其内在的联系，否则，便无学派之可言。此说诚是也，所谓内在联系，不外两端：一者，师门授受，或亲炙，或私淑，各承其说而光大之。一者，学术见解之不一致，各张其立说，影响于人。"但是对于何为医派，中医学术界仍有不同的说法。例如有的认为必须有一个明显的传承体系，有的则认为必须有中心学术思想等。

按照《汉语大字典》所述，"派"字的字义为"人物、事物的系统、流别"，其实并没有固有的区分标准。所以"派"的区分主要取决于前面的修饰词。例如"医派",当然与"医"有关。如果是"温补医派",意味着其中的医家都主张温补思想或擅用温补方药,亦即有中心学术思想。如果是"丹溪医派",由于"丹溪"是指具体人物,所以这一派的医家应当与朱丹溪有关联,亦即应有传承关系。

至于像"岭南医派"这样的地域性医派名称,用来修饰"医派"的是一个区域名称,亦即这个"系统"或"流别"中的医家,其共性是出生于或生活于同一地域。其中包括从事不同专科、运用不同技术的人员,不可能持某种共同的医学思想,也没有直接的传承关系,与前述的原则有所不同,是一种特定的划分法。

地域医派的划分原则虽然说起来简单,但既然作为一个"派"来看待,绝不仅仅只是贴个地域标签而已。所谓一方水土养一方人,"一方人"必然在历史文化、生活习俗等方面有共同特征,如在疾病上可能受到共同的气候环境病理因素的影响,在生活中面对同样的医疗条件等。区域内的名医主要造福于乡里,其杰出学术成就为当地带来声誉,习用特产药材带动当地的产业经济……凡此种种,都自然地使一个区域内的医药文化形成独有的内涵,也就有必要加以研究和总结。因此,地域医派逐渐引起重视,是学术发展的必然。

三、关于岭南医派

中国幅员辽阔,地方风土差别显著,历史发展有不平衡性,这使中华文化主干中出现不同特色的区域文化分支。在传统医学领域也是如此。中医药学一向注重"因时因地因人制宜"的原则,《素问·异法方宜论》专门论述了五方地域医药的不同,指出原因是"地势使然也"。在以往交通不发达、人员流动少的情况下,各个地区医药运用虽然有不同之处,但并没有受到充分的重视。有个别医家形成了一些经验性认识,但多数地区没有在整体上进行系统性总结。到了现代,我国社会经济的发展为地域医派的研究提供了条件,不少省份都逐渐加强了相关的研究。

"岭南医派"(或称"岭南医学")正式作为一个研究课题的提出,是在20世纪80年代。1986年邓铁涛在广东医史分会成立大会上的发言稿——《略谈岭南医学之特点》中提出:"由于五岭横亘于湘赣与粤桂之间,形成一个特殊地理环境,不仅气候风土人情与中原有异,人的体质、疾病亦不尽相同，遂逐渐形成了研究岭南地区多发疾病为主要对象的岭南医学。"随后，多次广东医史分会学术会议均以"岭南医学研讨会"为主题，并且得到我国南部及东南亚地区中医学者的响应，纷纷前来参会，形成了研究"岭南医学"的良好氛围。经过多年来的发展，这方面已经涌现出了许多成果，出版了《岭南医学史》《岭南医籍考》《岭南医学与文化》《岭南医药启示录》等专著。2012年国家中医药管理局命名的首批中医学术流派工作室中，广东的岭南罗氏妇科流派、岭南皮肤病流派、靳三针疗法流派入选。这里的"岭南"一词主要指广东省。而在传统的"岭南"范畴内，广西在发掘壮医药方面成绩显著，也有中医扶阳流派、黄氏壮医针灸流派入选国家中医学术流派工作室。香港、澳门都整理了本地的中草药，在回归后加强了中医药学术研究。海南的南药资源开发也在不断发展。

以上简略地说明了本书所要论述的范围。具体内容分五章，以系统地展现广义"岭南"区域的传统医药成就与贡献。

第一章

南天医脉

《素问·异法方宜论》说：「南方者，天地所长养，阳之所盛处也。其地下，水土弱，雾露之所聚也。」岭南地区作为我国版图中最南端的地域，具有与中原地区迥异的热带与亚热带气候。中医药学素来注重因时因地因人而制宜，它在岭南地区的发展必然受到当地环境与人文的影响。了解岭南医学流派，首先要了解岭南地区的环境、历史与人文，才能看清岭南医派是如何从涓涓细流发展壮大成为滚滚波涛的。

第一节
岭南地理与政区

　　岭南地区在远古的地壳运动中，屡次受褶皱、断裂和岩浆活动的影响，从而形成了山地、丘陵、台地、平原交错的地貌。大约 7000 万年前"五岭"所属的南岭山脉的形成，对地区气候环境具有重要影响，奠定了"岭南"的基本地理特征。生于斯长于斯的岭南民众，在与环境的依存中形成了有鲜明南方特质的文化。

一、岭南地理环境与物产

　　岭南为"五岭之南"。五岭属于南岭山脉，这是中国南部最大的山脉和重要的自然地理界线，位处北纬 24°00′～26°30′，东经 110°～116°，横亘在湘桂、湘粤、赣粤之间，向东延伸至闽南，东西长约 600 公里，南北宽约 200 公里。南岭山地与武夷山脉互相衔接，构成秦岭—大别山以南广大区域的又一道天然分界线。

（一）地理环境特点与珠江三角洲的形成

　　由于南岭的影响，岭南地区形成了我国三大水系中的珠江水系。珠江水系发源于中国的西南，经广西流入广东而出海，在广东境内包含西江、北江和东江三大支流。珠江水系下游受咸潮影响而形成河网，河网水道纵横交错，河网内的河流分别由崖门、虎跳门、鸡啼门、磨刀门、横门、蕉门、洪奇门、虎门八大口门汇入南海，形成"三江汇合，八口分流"的独特地貌特征。

岭南地区的经济重心是珠江三角洲。它是在多河汇集的情况下，在珠江出海口逐渐形成的复合三角洲。珠江三角洲的历史在地质上并不长，其海陆空间和水系在数千年来既受自然因素的影响，也受到人类活动的影响，多次发生变迁，对岭南的行政区域沿革与地区经济发展均有很大影响。

根据研究，珠江三角洲的东江三角洲区在公元前 4000 年上下的新石器时代已经形成海岸线，北江三角洲顶部亦已开始形成。秦汉以前，珠江流域及三角洲附近就有农业经济。农业发展影响天然植被，引起水土流失，影响到三角洲河道淤积，造成平原洪泛。在距今约 2000 年的秦汉时代，佛山、西樵山一带泥沙淤积成陆，珠江北岸、海珠岛南岸的淤浅和中部平原继续发育，昔日开阔水面收窄成河道，珠江河网框架逐渐呈现。在 1000 多年前（唐代）的岸线，东江三角洲顶部已发育，但大部仍为养殖珍珠的水域，即珠池。宋代开始，珠江三角洲开始出现修筑堤围的记载，东江在莞城以上沿岸修筑了桑园围、罗格围、东江堤等大围田。堤围的不断修筑，加速了珠江三角洲河网水系的形成，也加速了泥沙在河床和河口的沉积，促使陆地迅速扩展。修筑堤围使得河道固定和简化，进而加速了三角洲的外伸。宋代时珠玑港南下移民涌入三角洲筑堤开发，潮田变为坦田。筑堤束水归槽使各冲缺三角洲加快淤积，南宋时中山冲缺三角洲已伸至石岐、港口一带，东江三角洲大部在宋末成陆。

明清时期是珠江三角洲围垦的大发展时期，平原面积不断扩大。明代珠三角的人们不再筑堤护田，而是筑堤成田。斗门三角洲顶部已开始发育。东江的沙淤范围也继续向下推移，东江三角洲伸至漳澎以东，南支流亦伸至厚街北面。在清代中期以后，珠江三角洲围垦最为密集，万顷沙、南沙、东海、西海等地区均有大量沙坦形成，并进行人工围垦。西、北、东三江的现代口门不断形成发育，基本形成了八大口门的格局，口门之间的海滩也逐渐扩大。海岸线推进到斗门冲缺三角洲外缘磨刀门口，新会则进至三江圩西银洲湖岸，番禺海岸线是把乌珠大洋填平。珠三角的地形地貌基本成形，行政区域逐步分化，经济活动日益繁荣。

（二）气候、物产与物候

在气候上，岭南区域地处亚热带季风气候区，为低纬地带独有的温热气候。珠东三角洲的北面为粤北山区，对北来寒流起屏障作用，使热带植被能沿谷地侵入北回归线以北山区。区内温差小，基本无冰雪。境内夏季长，冬季一般不寒，温暖潮湿，秋温高于春温，偶有轻霜甚至全年无霜，年平均气温 21.9 ℃，最冷的 1 月均温 13～15 ℃，最热的 7 月均温 28 ℃以上。这里气温偏高的特点主要体现在冬半年。以广州为例，广州位于北回归线以南，属于热带地区，太阳照射强，在冬季太阳高度角最低还有 45°以上，故辐射仍多，户可北向，古代称为"北向户"。全年只有凉季而无冷季，自古少有霜雪，故有"粤人不知霜"之说。夏天广州的极端高温并不比内地高，而冬天的温暖则较明显。回南天出现时，广州日间温度则可为 12～22 ℃，明显比北方温暖。所以明代谢肇淛《五杂俎》说："人言南中炎暑，非有甚也，但多时耳。"这里的"南中"就是指岭南，指出了岭南地区炎热时间长的特点。

岭南地区的东南面是广阔的热带海洋，这里洋面水温较高，有利于台风积雨云的形成；另外离赤道较近，获得一定量的地转偏向力，容易形成气旋性涡旋。夏半年，这里是热带辐合带经常活动的场所，很容易形成台风。因此这一区域常年受季风影响，具有降雨量大、强度大、雨日多、季节性强、分布不均等特点，年均降雨量 1800～2200 mm。通常每年 7—9 月以台风为主的后汛期降水量，可占年降水量的 40%～50%。

由于全年气温较高，加上珠江水系水量充沛，多雨季节与高温季节同步，这为域内动植物的繁衍提供了良好的条件。这里的动植物界不受严寒的筛选而成为种类繁多的杂居群体。尤其是冬季，植物不落叶，动物不披绒，流域植被覆盖率高。但这一特点同时也是医学上湿温形成的客观因素。

植物种类以热带、亚热带种为主，以北热带季雨林为主。广东全省维管束植物约 5000 种，南部是广泛的热带性植被，北部有亚热带季风常绿阔叶林。广西的土壤类型较多，既有富铝化土壤如黄壤、红壤等热带、亚热带典型土壤，也有广泛的石灰性土壤分布，植物种类以热带、亚热带种为主，维管束植物为 6600 多种，北部为常绿阔叶林—红壤地带，中部广大地区为南亚热带季风常绿阔叶林—赤红壤地带，南部是北热带季雨林—砖红壤地带。海南岛地形在空间分布上，形成从里到外的三大环状地貌结构带，即中部山地带、内缘丘陵盆地带、沿海台地平原带。这里高温多雨，植物种类繁多，地表终年为常绿植被覆盖，全岛有3500多种维管束植物。

丰富的动植物资源，为岭南的农业和工业经济发展提供了有利环境。这里水稻单位面积产量在中国名列前茅。热带、亚热带水果有荔枝、柑橘、香蕉、菠萝、龙眼、杨桃、芒果、柚子、柠檬等50多种，并且有丰富的药用动植物资源。

清代钮琇曾编《广东月令》论述岭南物候的特点。他指出："天之节候，见于地之物产……余宦游所至，其风土大略相同，唯粤中则不特与朔方绝异，即较之江淮，亦甚悬殊。"在《礼记·月令》中，十一月、十二月的特点是"冰益壮，地始坼。鹖旦不鸣，虎始交""雁北乡，鹊始巢。雉雊，鸡乳"，而《广东月令》中则是"桃李花，鹧鸪蔽叶，黄雀复为鱼，岩蜂聚粮，瑞香霏雪""蚊不绝吟，池塘竭，稚笋出，风兰贺春，旧雷有声"，可见南北物候区别之大。宋代诗人杨万里有诗句说"粤犬吠雪非差事，粤人语冰夏虫似"（《诚斋集·荔枝歌》）、"腊前蚊子已能歌，挥去还来奈尔何"（《诚斋集·宿潮州海阳馆独夜不寐》），形象地写出了人们的感受。

二、岭南政区沿革

古代在岭南地区生活的主要是越族民众。在商与西周时代，岭南与中原商、周王朝已有经济文化往来。春秋战国时代，岭南与闽、吴、越、楚国关系密切，主要受楚文化的影响。广州在当时又被称为楚庭。

公元前222年，秦王嬴政统一六国后，南征百越，派屠睢率领50万秦军攻打岭南，占领岭南后分设桂林、象、南海3郡。秦末，南海郡尉任嚣病故，原龙川县令赵佗即起兵隔绝五岭通中原的道路，后又武力攻并桂林、象郡，建立南越国，自称"南越武王"。

刘邦建立汉朝后，赵佗上表臣服，刘邦封其为南越王，默许其在岭南拥兵独立。在吕后当政时（前195—前180年），因南越不听号令，实施对南越经济的封锁政策。于是赵佗索性自立为帝。吕后削去赵佗封号，于公元前

181 年派隆虑侯周灶、博阳侯陈濞率兵讨伐，但未成功。至元鼎六年（前 111 年），汉武帝调集 10 万楼船水师，终于扫灭南越，平定了岭南。汉朝将南越国原有地域划分为南海、苍梧、郁林、和浦、交趾、九真、日南、儋耳、珠崖 9 个郡。又在苍梧郡广信县（今广东封开）设监察机构交趾部，专门负责纠核岭南九郡。至东汉末，交趾部改为交州，成为郡的上一级政府。

东汉末汉献帝建安十五年（210 年），三国吴国的孙权任命步骘为交州刺史，率兵抵番禺。建安二十二年（217 年），步骘把交州州治从广信东迁至番禺。264 年，东吴为便于治理，把南海、苍梧、郁林、高凉 4 个郡从交州划出，另设广州，州治在番禺。广州由此得名。

南北朝时期，中国政局南北分裂。南朝统治者对俚人（越族）实行"羁縻"政策，在原地大量封官，岭南州、郡数猛增。隋初，设广州、循州（今惠州）两个总管府统领诸州。唐初，全国分设十个道，岭南道下有 45 个州，分属广州、桂州、容州、邕州、安南 5 个都督府（又称岭南五管）。655 年以后，5 府皆隶于广州，长官称为五府（管）经略使，由广州刺史兼任。唐肃宗至德元年（756 年），升五府经略使为岭南节度使。唐懿宗咸通三年（862 年），岭南道划分为东、西道，东道治广州，广东属岭南东道，升邕管经略使为岭南西道节度使。这是岭南分设东、西两广的开始。

五代十国时期，岭南为南汉王刘氏占据，行政区划基本上继承唐朝的建制。南汉升广州为兴王府，全境共辖 60 州、214 县。宋太宗至道三年（997 年），宋灭南汉，广南路分为广南东路和广南西路，东路治所在广州，西路治所在桂州。其中广南东路 14 州，广南西路 25 州。元代首创行省制，将宋代的广南东路置为广东道，隶江西行省，省境大部分属广东道，共领 7 路 8 州辖地，道治广州，另外在广州设专管城厢居民事务的录事司。元世祖至元十一年（1274 年）广西属湖广行省，后在至正二十三年（1363 年），设置广西行中书省，明代洪武二年（1369 年）将广东道改为广东行中书省，将原属广西所辖的廉州、钦州划拨广东统辖。洪武九年（1376 年），分设广东承宣布改使司（简称广东布政司）和广西承宣布政使司，基本形成了今广东和广西的轮廓。省以下辖府，府统州，州统县。广西布政使司内划分为 11 个府和 3 个直隶州统辖各县。11 个府是：桂林府、柳州府、庆远府、思恩府、思明府、平乐府、梧州府、浔州府、南宁府、太平府、镇安府；3个直隶州是：归顺州、田州、泗城州。广东布政使司内，随着珠江三角洲的沉积和各个地区的开发，行政区划不断变化，新设置了顺德、新安（宝安）、三水、龙门、新宁（台山）、从化、高明、开平、恩平、广宁、长乐（五华）、永安（紫金）、和平、饶平、惠来、镇平（蕉岭）、平远、大埔、普宁、澄海、东安（云浮）、西宁（郁南）22县。主要分布在粤东地区和珠江三角洲一带。顺德由南海、番禺和新会分出，永安（紫金）由五华、惠州分出。整个明代广东共设10府1直隶州，统辖7州75县。此外，明嘉靖三十二年（1553年）葡萄牙人借口船舶遭风浪波涛，请求借地晾晒货物，并贿赂地方官员，取得澳门的赁居权。

清初承袭明制，地方行政机关分省、道、府、县4级，但将明时的布政使司正式改称为省。"广东省""广西省"名称正式使用，所辖范围与明代广东和广西布政使司相同。

明代景泰年间，首设两广总督，明成化年间设两广总督府于梧州，嘉靖四十五年（1566年），两广总督由梧州改治广东肇庆。清代续设两广总督，正式官衔为"总督两广等处地方提督军务、粮饷兼巡抚事"，是清朝九位最高级的封疆大臣之一。总督抚初驻肇庆，乾隆十一年（1746年）总督府移广州。

1842年8月，中国在鸦片战争中失败，被迫与英国签订《中英江宁条约》（即《南京条约》），割让香港岛予英国。后英国又相继获得了九龙、新界的管治权。葡萄牙也利用中国积弱之机，于1845年单方面宣布澳门为自由港，委任澳门总督，1887年清政府与葡萄牙政府签订《中葡和好通商条约》，葡萄牙正式获得"永驻管理澳门"的特权。

中华民国时期，广东省政府下设广州、北江、东江、西江、南路、海南6个行政区。广西全省划分为桂林、柳江、南宁、苍梧、镇南和田南6道，分别统辖各县。

中华人民共和国成立后，初期在广东省设珠江、东江、西江、北江、粤中、南路、兴梅、潮汕、琼崖等9个专区，共辖7市98县，广州市为中央直辖市。1979年，原属惠阳地区的宝安县改设深圳市，原属佛山地区的珠海县改设珠海市，均由省直辖。斗门由中山、新会分出，珠海由中山、宝安分出。1988 年，广东开始取消地区设置，另设 18 个地级市（后增加到 21 个地级市），全面实行地级市管县体制，以及乡镇管村体制。

广西早期设省，1958 年 3 月 5 日广西省改为"广西僮族自治区"，省一级的"广西僮族自治区"成立。1965 年，钦州、廉州从广东划入广西。同年"广西僮族自治区"改名为"广西壮族自治区"。

1979 年后，我国实行改革开放，被划为改革试验田的 4 个特区中有 3 个在广东，即深圳、珠海和汕头。1988 年 4 月，海南建省，成立海南经济特区。海南省行政区域包括海南岛和西沙群岛、南沙群岛、中沙群岛的岛礁及其海域。

1997 年，香港回归祖国，成立了中华人民共和国香港特别行政区；1999 年，澳门回归祖国，成立了中华人民共和国澳门特别行政区。这样，今天的岭南包括广东、广西、海南、香港和澳门共 5 个行政区。其中香港和澳门实行一国两制下的高度自治。

特殊的地理环境气候，多元的政治经济制度，积极的对外开放政策，使岭南地区形成富有特色的社会文化。

一、岭南文化简史

与中原内地相比，岭南汉族文化的发展较晚。远古以来就居住在此地的岭南越族也有自己的文化，至隋唐时期民族融合加快，岭南汉族文化得到系统发展。岭南文化的发展在不同阶段有不同的特色。

（一）早期的越族文明

在秦汉时代，生活在岭南的民族属于越族或百越。越族有着不同于中原的生活习俗，如"断发文身"，就是剃光头发，刻画整个身躯，据说这是入水捕鱼的需要。《淮南子·原道训》说："九疑炎南，陆事寡而水事众，于是民人被发文身，以像鳞虫，短绻不绔，以便涉游，短袂攘卷，以便刺舟，因之也。"越族还有凿牙的习惯，在江苏省常州市、上海市崧泽、福建省闽侯县、广东省增城区、佛山市等古越族居住地的遗址中，均发现有人工拔牙的痕迹。这据说与治疗有关，如《新唐书·南平獠传》说："乌武獠，地多瘴毒，中者不能饮药，故自凿齿。"

岭南越族有重巫的习俗。《史记·封禅书》载："是时既灭南越，越人勇之乃言：'越人俗鬼，而其祠皆见鬼，数有效。昔东瓯王敬鬼，寿百六十岁。后世怠慢，故衰耗。'乃令越巫立越祝祠，安台无坛，亦祠天神上帝百鬼，而以鸡卜。上（汉武帝）信之，越祠鸡卜始用。"这种重巫风俗在唐代的岭南依然存在。唐代张鷟《朝野佥载》载："岭南风俗，家有人病，先杀鸡鹅等以祀之，将为修福。若不差，即次杀猪狗以祈之。不差，即次杀太牢以祷之。更不差，即是命，不复更祈。"柳宗元来到柳州，作《柳州复大云寺记》："越人信祥而易杀，傲化而偭仁。病且忧，则聚巫师，用鸡卜。始则杀小牲；不可，则杀中牲；又不可，则杀大牲；而又不可，则诀亲戚饬死事，曰：神不置我矣。因不食，蔽面死。"

在汉平南越后，越、汉民族杂居并已逐渐融合。两晋南北朝时，岭南的土著民族被称为俚人。隋朝时，冼夫人率领岭南民众归附（图1-1）。汉文化在岭南开始得到全面发展。

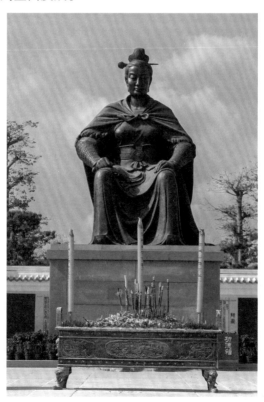

图1-1　广东高凉人氏冼英（512—602年）为南朝岭南俚族的首领，又称"冼夫人"。隋朝建立时率族人归附朝廷。民间尊其为"岭南圣母"

（二）唐宋贬谪文化

岭南地区从秦汉以来，多次出现汉族移民流入的高潮，带来了不少先进的文化与技术。但岭南整体上仍落后于中原内地。唐设岭南道以来，加强了对岭南的治理，但许多士人不愿南来。唐宋时期，岭南成为官员的主要流放之所，这也成为文化传播的一种特殊形式。贬谪岭南的各类官员和文人，对岭南文教有积极的贡献。

唐元和十四年（819年），韩愈因谏迎佛骨一事被贬至岭南潮州，虽然在潮州上任不满八个月，但是他驱除鳄鱼，奖劝农桑，兴办教育，大修水利，延选人才，传播中原先进文明，从而使当时的蛮荒之地潮州，发生了翻天覆地的变化。柳宗元被贬柳州4年，积极发展经济达到"民业有经，公无负租，流通四归，乐生兴事"等"柳民既皆悦喜"（韩愈《柳州罗池庙碑》）的景象。

北宋时期，著名文人苏轼被贬广东惠州，继而又贬海南。他虽未在岭南任官，但以出色的文笔热情洋溢地歌咏岭南的山水、佳果，留下许多名篇。同时他关心岭南的疾病，在惠州时听说广州流行疫症，即写信给广州官员王敏仲献计说："蒲涧山有滴水岩，水所从来高，可引入城，盖二十里以下尔。若于岩下作大石槽，以五管大竹续处，以麻缠之，漆涂之，随地高下，直入城中，又为一大石槽以受之，又以五管分引，散流城中，为小石槽以便汲者。不过用大竹万余竿，及二十里间，用葵茅苫盖，大约不过费数佰千可成，……则一城贫富同饮甘凉，其利便不在言也。自有广州以来，以此为患，若人户知有此作，其欣愿可知。"提出了改进城市饮用水以防病的建议（图1-2）。

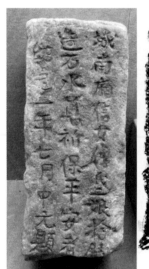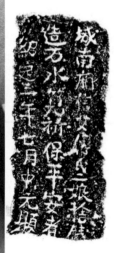

图1-2　南宋广州石水笕及其拓片，为从白云山接水入城的设施

这些被贬谪的士人，对岭南文化的发展作出了积极的贡献。

（三）明清商业文明

岭南濒海，珠江有众多出海口，形成了多个港口，便于商贸活动。早在六朝时代，广州依靠海上贸易，就以富甲一方而闻名。宋代与广州有贸易关系的国家和地区达50多个。到了明清时期，虽然政府多次实施海禁，但均保留广东作为主要的对外贸易港口。明清时期广东经济得到较大发展。珠江三角洲的手工业蓬勃发展，佛山成为与湖北汉口镇、江西景德镇、河南朱仙镇并称的我国"四大名镇"，同时又与北京、苏州、武汉并称为商业繁盛的天下"四聚"之一。佛山在历史上最有名的行业包括纺织、陶瓷、铸造和医药等。清代屈大均在《广东新语》中记述："石湾之陶遍二广，旁及海外之国。谚曰：石湾缸瓦，胜于天下。"冶铸业也辉煌一时，岭南的铁矿石大部分集中到佛山冶炼生铁及铸造铁器，佛山成为南中国的冶铸基地。

葡萄牙人居留澳门后，逐渐使其成为中外贸易的中转站，也促进了广州港的繁荣。清代，实行广州"一口通商"，以十三行为代表的对外贸易更为兴盛。十三行是清代专做对外贸易的牙行，是清政府指定专营对外贸易的垄断机构。清初广东诗人屈大均在《广州竹枝词》中有云："洋船争出是官商，十字门开向二洋；五丝八丝广缎好，银钱堆满十三行。"许多行商成为巨富。康熙二十四年（1685年），清政府分别在广东设立粤海关，专管对外贸易和征收关税事宜，实际上有关事务主要由十三行负责。

（四）近代先开风气

1840年鸦片战争之后，广东被迫成为最早开放的地区。香港在英国殖民管制下，逐渐崛起成为新的重要港口。近代西方文化从岭南率先传入。面对西方的侵略，岭南地区出现了引领近代中国思想的一批人物。1851年发源于岭南的太平天国运动动摇了清朝的统治。郑观应（广东香山人）、黄遵宪（广东梅州人）等发出改良的呼声。1894年甲午之战中国的惨败，激起前所未有的图存救亡的高潮。岭南士人康有为、梁启超等发起维新运动，成为近代中国思想解放的先驱。

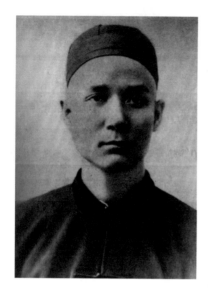

图1-3　孙中山早年在广州、香港学习西医，并曾开业行医

领导中国资产阶级民主革命的先行者广东香山人孙中山（图1-3），1895年建立香港兴中会，同年密谋在广州起义，失败后孙中山被迫流亡海外。他在日本东京成立中国同盟会，提出"驱除鞑虏，恢复中华，创立民国，平均地权"的革命宗旨，又倡导民族、民权、民生三大主义。同盟会在华南各地组织多次武装起义，奠定了辛亥革命胜利的基础。在中华民国成立后，孙中山完成《建国方略》，提出了改造和建设中国的宏伟计划。他领导南方政府继续革命，提出联俄、联共、扶助农工的三大政策。

近代的岭南，从得风气之先到开风气之先，成为中国思想最活跃的区域。

（五）改革开放前沿

中华人民共和国成立后，香港、澳门继续发挥对外贸易中转地的重要作用。香港在20世纪60年代开始，依托出口导向型战略，发展成为"亚洲四小龙"之一，成为国际金融中心。这为我国实施改革开放创造了有利条件。岭南的珠三角地区成为改革开放的前沿，较早地形成了较为完善的市场经济运作体制和浓郁的市场经济氛围。香港和澳门回归后，2003年国家提出"泛珠江三角地区"的概念，包含了中国华南、东南和西南的九个省份及两个特别行政区，以珠江三角洲的经济带动更广泛地区的发展。2017年，国家提出"粤港澳大湾区"概念，提出以珠三角地区为中心的进一步持续发展框架。

二、岭南文化特质

从岭南的历史中，可以看到它有着本地区的特有发展轨迹，熔铸了地方文化的特有内涵。

近代梁启超曾经以江河流域来概括全国地域文化，他指出，江河"所经之区，同一气候，同一物产，同一人情，故此河流与彼河流之间，往往各为风气"，从全国范围而言，他说："我中国有黄河、扬子江（即长江）两大流，其位置性质各殊。故各自有其本来之文明，为独立发达之观。"而岭南所在的西江流域有后起居上之势，梁启超《中国地理大势论》说："自今以往，而西江流域之发达，日以益进，他日龙拏虎掷之大业，将不在黄河与扬子江之原野，而在扬子江与西江之原野。"近代以来岭南的经济文化发展，也证实了梁启超的论断。

从传统的思想学术上来说，岭南文化与中原文化相比，其发展有滞后性。历史上岭南地区被称为南蛮之地，至明代理学家陈白沙出现，成为岭南地区第一个获准进入孔子的故乡山东孔庙朝拜的文人，号称为"岭南第一人"。其弟子湛甘泉提出了"随处体认天理"的学说，发扬光大了白沙学说。此后清代"岭南三家"屈大均、陈恭尹、梁佩兰享誉文坛，岭南画派自成风格，均标志着岭南文化的全方位兴起。但从历史厚度而言仍无法与中原内地的许多地区相比。不过岭南以其自身的鲜明特质，拓展着文化概念的内涵，构成了我国文化中独特的一个侧面。当代学者李权时概括岭南文化有以下8个基本特征：

重商性：岭南特别是珠江三角洲一带是我国市场经济最为发达的地区之一，商业精神深深影响和制约着岭南文化的发展。

开放性：岭南文化与其他外域文化的碰撞和交会，形成一种开放的文化心态，呈现出与较为封闭的内陆文化明显不同的性质。

兼容性：岭南文化具兼容并蓄的性质，它处于与不同文化相互交流和沟通的状态，岭南文化的内部系统存在各种地方文化的共存共生现象。

多元性：岭南文化的多元性是指多种性质、多种类型、多种层次文化的并存。有高精尖的"阳春白雪"，也有喜为市民接受的"下里巴人"，有适合不同层次需要的文化层面。

创新性：岭南文化敢于超越传统、超越常规、超越现实，尤其在社会转型期，它常常以远离甚至背离传统和现实的定势去吸收其他文化的精华，创造新的文化。

务实性：岭南文化具有浓厚的世俗性和实用性，比较重实际、重实利、重实惠。这种现实取向和唯实精神是由其地理环境和人文环境决定的。

享乐性：岭南商品经济的发展，出现了不同于农耕社会的文化主体，即以工商手工业者为主体的市民阶层，他们的生产方式、生活方式和审美意识、价值观念融于岭南文化的众多领域之中，从而使岭南文化充满了世俗享乐的人性和情调。

直观性：岭南人对文化活动的选择和偏好，更多地采用直观性的认识方法判断，而较少诉诸抽象的概念和理性的思辨。在学术和学风方面也有类似的情况。

这些特征的形成与岭南的地域环境有密切联系，同时也在岭南医药文化中有所体现。岭南地区的医学，在历史上既有越俗巫医，也有随中原汉文化传入的中医学，还有不同时期的外来医学。在数千年的发展中，发展程度较高的中医学一直处于主导地位。本书所说的岭南医派，就是指中医药学中有岭南地方特色的分支流派。岭南医派特色的形成，与其注重地方环境因素和善于汲取其他医学体系的精华有着密切关系。

　　岭南医学发展的历程，在宋以前可以说只有涓涓细流，明清时期逐渐壮大，而到晚清民国迸发出显著的活力，渐成壮阔波涛。这一过程是与岭南的社会经济文化发展息息相关的。

一、远古至南北朝时的岭南医学

　　先秦至两汉时期，岭南越族崇尚巫祝，中原移民则带去了早期的中医药知识。1985 年广西武鸣出土了迄今最早的青铜针，1976 年广西罗泊湾汉墓还出土了三枚针柄呈绞索状的银针，这说明作为中医重要医疗技术之一的针灸已经在岭南应用。1983 年在广州发掘的西汉南越王墓，墓中出土五色药石、研药钵及杵，还有多种药材，其内容带有方士医学的色彩，这反映了部分中原地区的医药已传入岭南。这一时期，还有不少道家方士出于炼丹采药的目的先后来到岭南，如周朝的浮丘公，秦朝的安期生和汉朝的阴长生等。东汉时，番禺人杨孚著《异物志》，记载了藿香、益智、槟榔等多种岭南药材。在现存最早的中医学著作《神农本草经》中记载了主产于岭南的药物如桂、橘皮等。三国时，名医董奉曾南卜为交州刺史士燮治病。董奉与华佗、张仲景并称"建安三神医"，这是著名医学家在岭南活动的最早记载。

　　岭南地区由于炎热潮湿，容易发生各种流行病。东汉时，马援奉命出征交趾，首次记载了岭南地区的"瘴气"，《后汉书》载其部队中"军吏经瘴疫死者十四五"，后来马援"饵薏苡实，用能轻身省欲，以胜瘴气"，记载了用薏苡仁防治疾病的经验（图1-4）。

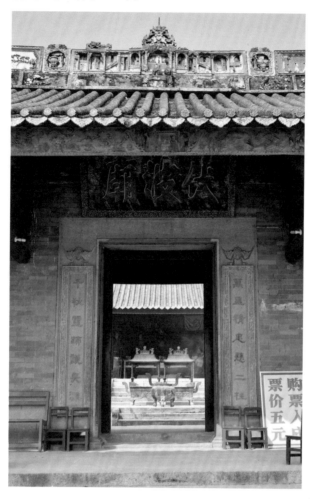

图1-4　位于广西横县的伏波庙，纪念汉代伏波将军马援

　　在两晋南北朝时，有关岭南"瘴气"的记载仍不绝于史书。一些北方士大夫为逃避战乱来到岭南，较为普遍地患上"脚气"疾病。晋朝可能来自西域而"生长广州"的僧人支法存，以善治脚气病闻名，其著作《申苏方》与江苏籍名医葛洪的《肘后救卒方》是有记载的最早在岭南成书的医方著作。《申苏方》已佚，从文献中尚可辑出部分内容。《肘后救卒方》经后人增辑为《肘后备急方》，现存多种版本。葛洪在此书中记载了多种岭南地区常见病的流行情况与治疗方法，包括以青蒿绞汁治疗疟疾、用狂犬脑组织防治狂犬病

等，收录了度瘴散等预防瘴气的方剂，同时指出脚气病的流行病学特点是"先起岭南，稍来江东"，并根据临床症状分型进行治疗。葛洪在历史上又以炼丹家著称，今广东罗浮山尚有其炼丹遗址。其妻子鲍姑长于灸法，被称为医学史上第一位女灸家。

晋朝嵇含著有《南方草木状》，不仅记载了近百种岭南地区植物，而且记载了部分植物的药用功效，如豆蔻花破气消痰、山姜花治冷气、留求子"治婴孺之疾"、槟榔"下气消谷"等，其中有的被南北朝时陶弘景收入其药学著作《本草经集注》中。

二、隋唐五代时的岭南医学

晋唐时期道教盛行外丹服食，产生了一系列不良后果。隋朝时，罗浮山道士苏元朗提倡修习"内丹"，被认为是道教炼丹术发展的转折点。道教内丹术对中医养生有一定贡献。

唐朝将全国政区分为十道，岭南道为其一。当时岭南作为流放地，安置各类被贬的官员。由于地方上缺医少药，一些医家为南下的官宦编写了各类常用医药手册，见于记载的有《岭南急要方》三卷，《南中四时摄生论》一卷，《南行方》三卷，《治岭南众疾经效方》一卷，《广南摄生方》一卷。以上著作被南宋史学家郑樵在其著作《通志》中命名为"岭南方"，成为独一无二的以地区命名的医著类别。书中的另一类别即"脚气"类著作，有李暄《岭南脚气论》一卷，李暄《脚气方》一卷，《新撰脚气方》三卷等，实际上也是针对岭南流行病的专著。此外被贬到岭南连州的文人刘禹锡，积极搜罗验方，编有《传信方》一书。以上这些有关岭南的医著可惜均已遗失，仅部分有现代辑佚本。

唐朝时，广州作为海上丝绸之路的重要港口，成为中外医药交流的枢纽。多种来自东南亚和中东的香药由广州入口。精通医药的著名僧人鉴真在第五次东渡日本时遇到台风，漂流到海南岛，后转道广州北上，看到广州港口商船如林，运输来的香药积累如山。

唐末五代时，李珣著《海药本草》专门收录海外传入的各种药物，原书已佚，现有尚志钧1983年辑本，共辑录131条，其中包括众多来自热带地区的香药，如乳香、没药、安息香、龙脑香、丁香、沉香、甘松、茅香、莳萝、返魂香、甲香等，并记录了其出产地和功效。

唐末时期，中原动荡，割据岭南的刘龑建立南汉王朝，为五代十国之一。据 2000 年出土的刘龑陵墓中石碑的文字记载，他生前"留情药品，精究医书"，而且在广州凿建"药洲"，聚方士在此炼药。当时有术士轩辕述"精通岐黄术，治病多奇验"，所著《宝脏畅微论》（已佚）曾被李时珍《本草纲目》多次引用。

在葛洪《肘后救卒方》以及隋唐时期中医重要著作《诸病源候论》《千金要方》《外台秘要》等书中，记载了蛊毒、沙虱热（恙虫病）、疟疾、丝虫、姜片虫等多种岭南常见传染病的发病情况和治疗方药，丰富了中医学术的内容。唐朝官修药典《新修本草》和陈藏器所著《本草拾遗》，都新增了不少产自岭南的药材，如白花藤、高良姜、甘蔗根、蚺蛇胆、玳瑁、土落草、金钗股等。被后世誉为"药王"的孙思邈，对药材产地甚为讲究，在《千金翼方》中详列各州所产道地药材，其中出自"岭南道"的有广州的石斛、白花藤、丁根、决明子、甘椒根；韶州的石斛、牡桂、钟乳；贺州、梧州和象州的蚺蛇胆；春州、封州和泷州的石斛；恩州的蚺蛇胆；桂州的滑石、蚺蛇胆；柳州的桂心、钓樟根；融州的桂心；潘州的蚺蛇胆；交州的槟榔、三百两银、龙眼、木蓝子；峰州的豆蔻等。这反映出岭南与中原的药材交流有所增加。

三、宋元时期的岭南医学

北宋统一岭南之后，加大了对这一地区的管理与开发力度。北宋将岭南分为广南东路和广南西路，治所分别在广州和桂州（今广西桂林）。宋朝的医学教育和医政、药政管理均有新的发展。朝廷设太医局培养医生，北宋后期宋徽宗还一度设立了从属于国家最高教学机构太学的太医学，从全国各路选拔医学人才加以培养。同时设立翰林医官院管理医官，有的医官被分派到地方各州任职。岭南也有医官任职的记载。此外，北宋时政府开始设立官营药局太平惠民局，简称惠民药局，岭南多个地区都有设立惠民药局的记载。宋朝的香药贸易发展到鼎盛的规模，大批可供药用的香料从广州入口转输内地，成为生活时尚用品，对宋代的用药风格也带来一定影响。

宋朝时，岭南的中医药仍未能广泛普及，《宋史》载广南东路和广南西路"多瘴毒"，"人病不呼医服药"。为此，宋朝政府采取了不少发展医药的措施。宋太宗时命翰林医官王怀隐和副使王佑、陈昭遇等共同编成了大型方书《太平圣惠方》，并分赐各州。宋真宗赵恒于天禧三年（1019 年）特地从宫中取出《广南四时摄生论》一书付印，颁赐予岭南各州、军，后又从官员邵晔之请，再次颁赐《太平圣惠方》给岭南。南宋高宗时因为"岭南无医，凡有疾病，但求巫祝鬼，束手待毙"，又应岭南官员的请求，"取古今名方治瘴气者集为一书，颁下本路"。同时，不少岭南地方官员注重推动医药传播，北宋名臣陈尧叟任广南西路转运使时，在桂林将《集验方》刻石以流传，北宋官员吕渭在桂林南溪山刘仙岩上所刻的"养气汤方"现仍存世（图 1-5）。著名学者苏轼被贬岭南时，见广州疫病流行，曾提议在广州设立"病院"以及改进城市供水系统。南宋官员刘震孙在广州设立寿安堂，收容贫病无依者，内设医局，"病无依者以告，随得入。诊必工，药必良，食必精"，对医生治疗情况还要进行考核。现代史家陈垣称赞说："在十三世纪间，吾粤乃有是美

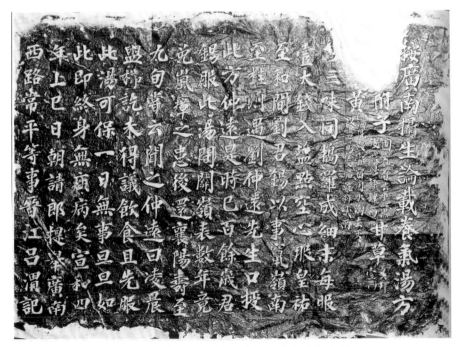

图 1-5　宋代广西桂林石刻"养气汤方"拓片

备之医院。"此外各州官员还刻印医书，如北宋时广西漕司曾翻刻校正医书局校刻的《脉经》，潮州郡板刻了《疮论》《备急方》《易简方》《治未病方》和《痈疽秘方》等医书。

宋代开始，岭南医学界人才渐出。北宋初年，南海籍医生陈昭遇在南汉灭亡后，随投降的南汉后主刘鋹北上，因医术高明，被任命为宋朝医官。他受命与王怀隐等人历时11年编成《太平圣惠方》，又与刘翰、马志等9人编成《开宝新详定本草》20卷。南宋绍兴年间，潮阳人刘昉著《幼幼新书》，为岭南儿科学的发展奠定了良好的基础。福建籍官员宋慈在岭南担任提刑官并署理刑狱多年，总结了丰富的法医经验，著成《洗冤集录》，该书是我国现存最早的法医学专著。

元朝时，现广东地区的大部属于江西行省，小部属于湖广行省，现广西地区开始属于湖广行省，后来分设单独的广西行省。元政府注重医学教育的普及，要求各行省的州县利用三皇庙开展医学教育和医生考核，元朝学者揭傒斯的《增城三皇庙记》记载，广东增城设有三皇庙，"医学之教始行"。同时元政府设立医学提举司机构管理各地医户，广州设有其分支机构医学提领所。元朝还沿袭了宋朝的药局制度，据元大德《南海志》载，元政府在广州路设有惠济军民药局和惠民药局。

宋元时期，岭南"瘴气"疾病继续成为医药界研究的重点之一。元代释继洪所撰《岭南卫生方》，是现存最早以"岭南"命名的医书，其中收录了不少宋元医家治疗瘴病的经验心得，区分了冷瘴、热瘴和哑瘴，分析了瘴病的成因和病机，并提出系列治疗方药，标志着具有岭南特色的医药理论已初步形成。

四、明清时期的岭南医学

明朝建立后，洪武十七年（1384年），朱元璋诏天下普设"医学"，这是一个兼具地方医疗与医学教育职能的机构，同时明朝也延续了元代的医户管理制度。在药政方面，明洪武三年（1370年）令各地开设惠民药局，是贮备药材、调制成药以售卖的机构。清朝的制度与明朝大致相同。不过这些地方"医学"机构无职无权，大多数名存实亡。相应地明清时期随着广东社会经济的发展，医药已得到较广泛普及，社会医疗和医药商业渐成规模，兴起于广州、佛山的"广东成药"在全国产生了影响，并涌现了陈李济、冯了性等多家著名成药老字号。

明清时期，珠江三角洲逐步繁荣，社会经济文化发展迅速，岭南中医药也有了较大的发展。岭南与内地交流频密，不少内地知名医家都曾到过广东，并对广东地区的疾病特点与医药运用进行了探讨。如一代名医张景岳的《景岳全书》在广州初刊，一再印行传世。

岭南的文化发展也为岭南籍医家的成长提供了条件。明朝琼州（今海南省）籍著名学者丘浚出生于医户之家，历官掌詹尚书、文渊阁大学士等职，他究心医学，著有《本草格式》《重刊明堂经络前图》《重刊明堂经络后图》《群书抄方》等。明中后期潮州籍进士盛端明曾官至礼部尚书，著成《程斋医抄撮要》等。清朝前期，江苏籍著名学者惠士奇督学广东，大力提倡经学，培养了一批岭南士人，其中就有著名的医学家何梦瑶，位列"惠门八子"之一。他著有《医碥》一书，力辟滥用温补之弊，影响及于全国，时人称"然则西池之医之著，于天下也所系固不少矣"。何梦瑶的《伤寒论近言》和郭元峰的《伤寒论》，还成为岭南最早系统研究伤寒学术的专著。

这一时期，还出现了研究岭南土产药材的开创性著作《生草药性备要》（1711 年）。其作者何克谏，广东番禺沙湾人，出生于明末，明亡后隐居青萝峰。在《生草药性备要》一书中，他首次系统总结了珠江三角洲一带民众运用地方草药的经验，共收载岭南民间常用中草药 311 种，其中植物药 308 种。每药虽然论述简短，但基本上包括性味、功用、用法、形态等方面的内容，大致具备传统本草著作的体例。清朝时岭南民众已普遍应用生草药防病治病，1828 年鹤山人王吉用生草药材制成的"王老吉凉茶"面世，风行至今。

由于清朝实行闭关锁国的政策，广州成为清中前期时唯一对外的通商口岸，十三行对外贸易得以繁荣发展，西方科学文化也经此逐步传入岭南。中国在明代曾发明了预防烈性传染病天花的人痘接种术，后来传到国外，1796 年英国医生贞纳将其改良为更加安全的牛痘接种术。1805 年英国东印度公司外科医生皮尔逊（Alexander Pearson，1780—1874 年）开始在澳门接种牛痘，十三行商人招募邱熺等 4 人学习这一先进技术。后来由于牛痘苗断绝而一度中止。嘉庆十五年（1810年），英国东印度公司再度从南洋向中国传入牛痘苗，洋行商人设立牛痘馆，由邱熺主持为民众种痘，邱熺还著有《引痘略》（1817年）一书，用中医理论阐明牛痘预防天花的原理，以利于推广牛痘接种，使这一先进技术得以顺利传播。

五、近代（1840—1949年）的岭南医学

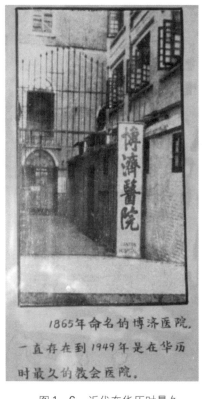

图1-6　近代在华历时最久的教会医院广州博济医院

1840年，中英鸦片战争爆发，成为中国近代史的开端。中国被迫开放口岸，此后西方医学大举传入。岭南是最早接受西方医学的地区。早在1820年，在澳门已经有西医诊所。1836年美国传教士医生伯驾在广州开设"眼科医局"，1859年改名为"博济医院"，成为在华历史最久的教会医院（图1-6）。1866年博济医院附设南华医学校（又称博济医学校），成为中国最早的教会医学校。1851年英国传教士医生合信出版《全体新论》，这是近代第一部关于西方解剖学与生理学的中文专书，对西医在中国的传播起了很大的作用。博济医学校也编译了多种西医教材，并创办《西医新报》（1880年，季刊），为中国最早的西医杂志。

西医的传入与发展，促使近代中医开始进行改良与革新的探索。在近代中西医汇通与中医科学化思潮中，广东中医得风气之先，起着中坚的作用。早在唐宗海著《中西汇通医书五种》（1892年）使"汇通派"成为流行称谓之前，广东中医已经开展了多年的汇通探索。1829年新会医家陈定泰受王清任《医林改错》的影响，开始注意研究实际脏腑，进而向西医学习，于1844年写成《医谈传真》四卷，首次引用西医解剖图谱，并结合西医知识讨论中医脏腑经络的内涵。他的孙子陈珍

阁于1886年远涉南洋新加坡皇家大医院学习考察西医三年，然后参合中西医著成《医纲总枢》（1892年）五卷，从理论到临床都进行了中西融合的探索。佛山朱沛文也多次去西医院察看解剖，于1893年写成《华洋脏象约纂》，认为中西医各有所长，中医"精于穷理，而拙于格物"，但是"信理太过，而或涉于虚"；西医"长于格物，而短于穷理"，但是"逐物太过，而或流于固"，因此"各有是非，不能偏主，有宜从华者，有宜从洋者"。他也被后人誉为中西医汇通派四大家之一。

　　清末发源于广东的康梁维新派，把提倡医学作为强种的必要条件。著名改良思想家郑观应提出了改革中医医政管理的呼吁，在《盛世危言》中建议建立医生考试制度，通过考试的医生"给以执照，方能出济世"。1872年，在英国殖民管制下的香港，设立了最早的慈善团体性质的中医医院——东华医院。1899年广州成立了类似性质的城西方便所，1901年更名为城西方便医院。它们借鉴了西医医院的形式，设有留医、护理和隔离病房等，成为新式的中医医疗机构。1906年，广州、南海、佛山等地的中医组织成立了医学求益社，为近代最早的中医社团之一。该社以文会友，进行医学心得交流与评比，促进学术发展。

　　民国成立后，由于北洋政府教育部歧视中医，颁布学校系统时列西医而无中医，引起全国中医界一致抗议。广东中医药界决定筹款创办中医学校，经过多年努力，于1924年成立了广东中医药专门学校（图1-7），同期成立的还有光汉中医专门学校等，发展起广东的学校式中医教育，培养了大批中医药人才。1929年，国内发生了反对南京国民政府卫生部中央卫生委员会通过废止中医决议的抗争活动，广东中医药团体和学校联合港澳同行积极参加抗争，发挥了有力的作用。1933年广东中医药专门学校附属广东中医院开办，成为近代最具规模的中医医院之一。1941年广西省立医药研究所成立，1945年更名为广西南宁高级中医职业学校，是当时少有的省立中医学校。

　　近代岭南中医临床各科涌现了众多名医，深得民众信赖，民国时期广州市十八甫的冼基和龙津东路的洞神坊，以及抗战胜利后的和平路等，均以"中医街"闻名，反映了岭南临床全面发展的兴盛状况。

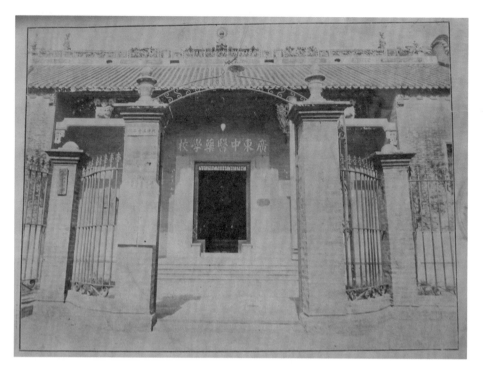

图1-7 1924年成立的广东中医药专门学校

六、中华人民共和国时期的岭南医学

中华人民共和国成立初期，国家通过组建联合诊所，把个体开业中医组织起来走社会主义道路。同时大力吸收中医参加医疗卫生机构工作，一些西医医院相继建立了中医科室。中医院方面，1953年政府接收原广东中医药专科学校附属的广东中医院，改制为"广东省中医实验医院"，由广东省卫生厅直接领导，转变为国家公立医院。随后各地相继建起公立中医院。

在教育方面，1952年广东省成立中医进修学校，1953年，原广东中医药专科学校并入该校。1956年，广州中医学院成立，同年广西南宁中医学校与梧州中医学校成立，后合并为广西中医学校，1959年又改称广西中医专科学校，1964年升格为广西中医学院。岭南地区的中医教育事业进入了新纪元。

"文革"期间各地的中医医疗与教育事业停滞不前。改革开放之后，岭南地区的中医医疗事业开始快速发展。1990年，广东全省实现了"县县有中医院"的目标。教育方面，1995年广州中医学院更名为广州中医药大学，广西中医学院于 2012 年更名为广西中医药大学。此外还有解放军第一军医大学（后改为南方医科大学）、暨南大学医学院等相继开办中医教育。香港和澳门回归后，两个特别行政区先后为中医药立法，当地高等院校开办中医药教育。

2006 年，广东省启动"中医药强省"建设，2006—2011 年，全省财政中医药事业经费共计投入 33.55 亿元，年平均增长速度达到 15.98%，其中省级财政中医药事业经费共计投入 11.44 亿元，年平均增长速度达到 21.43%。有力地推动了中医药医疗保健、产业、科研、教育、文化、对外交流六位一体的全面发展。广西注重发展中医药与民族医药事业，开设了壮医学高等教育。2012 年的广西中医药壮瑶医药大会提出加快建设西部中医药民族医药强区。有岭南特色的中医药学辐射和影响了东盟各地的传统医学。

2019 年 2 月 18 日中共中央、国务院印发了《粤港澳大湾区发展规划纲要》，提出"打造粤港澳大湾区，建设世界级城市群"，《纲要》中特别提到要深化中医药领域合作，推进中医药标准化、国际化，支持横琴粤澳合作中医药科技产业园发展等内容。

本节粗略地介绍了岭南地区的地理特点和中医药学发展简况。《素问》说："南方者，天地所长养。"岭南医派的发展正是得益于地方环境与人文思想的长养，从而发展成长，走向繁荣。

文献是古代医学经验的载体，也是医派成就的主要体现。岭南医学文献呈前寡后多的状态，到民国时期，已经可以说是琳琅满目了。不少论著在学术史上有着重要影响。

本节旨在简介岭南中医药文献的概貌。略分为医经伤寒类、温病瘟疫类、内景诊断类、内科综合类、妇科儿科类、外科骨伤类、针灸类、五官类、本草方书类、中西汇通类、医论医案类与养生食疗类等十二大类。为避免平铺直叙，每类在概述整体概况之余，突出介绍最具特色的一两种文献。

一、医经伤寒类

医经指《黄帝内经》《难经》等早期中医经典，广义而言张仲景的《伤寒杂病论》也可包含其中，故此处统称为医经伤寒类。这些经典是习医首先应该研究的著作，同时也是最触及中医理论内核的文献。岭南医派在早期发展时，对于医学经典主要以学习吸收为主，到清中期开始，才逐渐开始从学术上研究和发挥经典。

清中期何梦瑶的《伤寒论近言》，是第一本专题研究伤寒学术的岭南专著，以后此类著作逐渐增多。代表著作有清代郭治的《伤寒论》、陈焕堂的《仲景归真》（图1-8）、麦乃求的《伤寒法眼》，民国陈庆保的《伤寒类编》、陈伯坛的《读过伤寒论》和《读过金匮》、黎庇留的《伤寒论崇正编》、

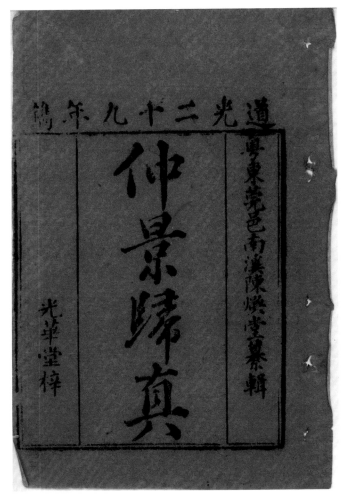

图1-8 《仲景归真》书影

谭次仲的《伤寒评志》、卢觉愚的《卢氏实用伤寒论讲义》，还有多种中医学校的教材，如罗绍祥的《伤寒论辑注》、冯端鎏的《广东中医药专门学校伤寒论讲义》、李光策的《金匮讲义》、许振庆的《广东光汉中医专门学校伤寒论讲义》、黎云卿的《金匮约言》等。

对《黄帝内经》和《难经》注释研究的著作不多。清前期主要有广东平远人谢完卿的《会经阐义》，以张景岳对《黄帝内经》的发挥为基础编撰而成。民国时广东中医药专门学校的《生理学讲义》《病理学讲义》实际是将《黄帝内经》中有关内容摘编而成的。关于《难经》有李家泰的广东中医教员养成所《难经讲义》等。

在这些著作中，颇具地方特色的一本是陈焕堂的《仲景归真》。陈焕堂是清代广东东莞人，著作《仲景归真》（一名《伤寒论归真》）成书于清道光二十九年（1849年）。这本书着重讨论了伤寒学术是否适合南方的问题。

明清以来，一些医家认为《伤寒论》不尽适用于南方，应用时需要有所变通。代表人物如明代浙江的陶华（字节庵）和张介宾（字景岳），主张伤寒原方只适于冬时"正伤寒"，认为在南方不适合用麻桂类辛温之剂。陈焕堂虽然是岭南医家，却认为岭南固然炎热，但不影响伤寒方的应用，主张学习伤寒应当固守伤寒原有体系，这就是所谓"归真"。

《仲景归真》针对"南方地热则病热，北方地寒则病寒""北有寒则有伤寒，南无寒则无伤寒"等说法，专设"辨南省无伤寒说"篇进行辩驳。他说："南方岂总无寒？常见隆冬有如板之冰，人亦常有伤寒也。但谓北方寒多则病多，南方寒少则病少，犹可言也。若谓北有寒则有伤寒，南无寒则无伤寒，不可言也。"认为从南北气候而言，只可说南方少伤寒，不可说无伤寒。另外从伤寒病的性质而言，伤寒既是热病，则南方岂可无之？他说："又以伤寒之属寒、属热较论：倘属寒，则北人应多；果若属热，则南人应多也。《内经》曰：伤于寒，而为热病。是则伤寒属热，南人应多无疑。何故反谓南方独无哉？"

陈焕堂认为，南方无伤寒，跟俗医辨证不精，畏惧错用麻黄、桂枝的心理有关。他认为辨证论治应该按证候用药，不是按季节、南北用药，提出"辨风寒温暑不可拘于四季"，又认为用经方当用原方原量。有的医家提倡在麻黄汤中加用凉药，或用其他方药来代替。陈焕堂对此一概加以批评。他极力批评陶华、张介宾等人擅自改方，贻误后人。他说："愚初未读张介宾，乍见节庵轻用羌、防，以易麻、桂，以故极力而议之矣。及读张介宾，竟以当归、熟地而代麻、桂者，岂不愈出愈奇？"

陈焕堂此书，对伤寒学术基本思想与三因制宜治则之间的关系做了深入的探讨。

二、温病瘟疫类

岭南温病专著，代表著作有潘兰坪的《评琴书屋医略》《叶案括要》、陈任枚与刘赤选的《广东中医药专门学校温病学讲义》、陈渔洲的《白疹秘钥》等。岭南瘟疫类著作数量不少，涉及鼠疫、霍乱、天花等近现代广泛流行的烈性传染病。代表作如罗汝兰的《鼠疫汇编》、黎佩兰的《时症良方释疑》、梁龙章的《辨证求真》、林庆铨的《时疫辨》等。其中，罗汝兰的《鼠疫汇编》影响深远（图1-9），成书及完善于1894年岭南地区暴发鼠疫大流行之时。

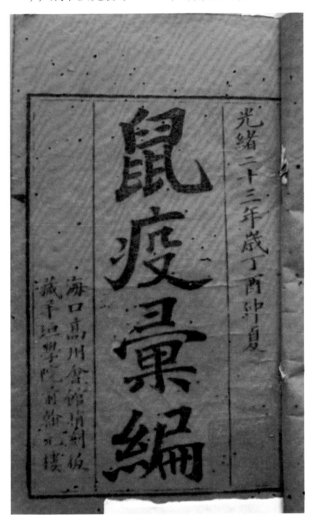

图1-9 《鼠疫汇编》书影

1894年以广州、香港为中心的岭南多地发生严重鼠疫流行，流行病学调查显示这次疫情可以上溯到19世纪中期暴发的云南鼠疫。该地区疫情持续存在并向东传播，1890年后以广东西部的雷州、廉州为直接源头，沿西江流域发展，酿成 1894 年的广州、香港鼠疫大暴发。1894 年春季广州疫症开始逐渐发现增多，据参与治疫的中医易巨荪记载，病情"起于 2 月，终至 6 月，凡疫疾初到，先死鼠，后及人"，广州城中死亡人数极多。粤海关 1895 年报告说："闻有人云，省会毙于此劫者，不下十万余人。"

1894 年的鼠疫波及邻近的香港。香港殖民当局采取了隔离治疗措施，设立海上临时医院和疫症医院，收容病人。5 月 10 日，政府宣布香港为疫埠，随后制订卫生附例和提出打击疫病的办法，规定了各项隔离治疗措施。香港疫情在 6 月下旬逐渐消退。此次鼠疫中，香港死亡人数为 2552 人。

罗汝兰的家乡在粤西的高州石城（今广东廉江），比广州更早接触到危害如此严重的烈性传染病。他苦思治疗之策，后来阅读到名医王清任的《医林改错》，从书中用解毒活血汤治疗霍乱得到启发，应用改良后的此方治疗鼠疫，颇有成效。书中记载："十九年（1893 年）春，城乡疫复作，同时屡用此方以起危证……二十年予族陀村感此证者数百，用之全效。"其过实践，罗汝兰总结出鼠疫的治法原则是"解血毒，清血热，活血瘀"，其改良后的加减解毒活血汤基本组成如下：

> 连翘（三钱），柴胡（二钱），葛根（二钱），生地（五钱），当归（钱半），赤芍（三钱），桃仁（八钱，去皮尖，杵碎之），红花（五钱），川朴（一钱），甘草（二钱）。

针对鼠疫病情急骤的特点，罗汝兰提出此方宜急服、连服、重服，以热退为度，以下为度，以愈为度。总结出日夜连追、即时连追、单剂连追、双剂连追法的独特服药方法。①日夜连追法：重证宜日二夜一，日三夜一，一二日追至七八服；②即时连追法：危症，不分日夜，重剂急追至十剂左右；③单剂连追法：老弱，疫毒较重者，宜日二夜一，或日三夜一；④双剂连追法：强壮、疫毒重盛者，照原方双倍药量连服二三剂。罗氏的这种服药法对用中药治疗急症很有启发。

罗汝兰所创的这一治法，"针对病源用药，故能投无不效"。这是一步步从实践中完善的，其基本方经过多次完善。如 1895 年的疫情中，因"毒盛症重"，罗汝兰在原方基础上加用大量解毒药物方取效，"合计石膏有服至七八两者，大黄有服至三四两者，羚羊、犀角有服至四五两者，西藏红花有服至二三两者，桃仁、红花有服至斤余二斤者"。在以后的历版《鼠疫汇编》中，内容都有增补。

罗汝兰的经验传到广东、福建、上海等地，各地中医纷纷仿效其治法，在治疗鼠疫方面取得了较好的成效。

三、内景诊断类

内景，即人体内部景象，可以理解为对人体结构的探索，包括但不限于解剖方法。中国古代曾有数次官方解剖活动，其中一次就发生在岭南，留下了《区希范五脏图》这一古代解剖图（图1-10）。而按照中国传统观念，也有通过"内视"方式省察内脏的做法。"内视"虽然不能直接看到内脏器官，但通过集中意念感受内部组织器官的活动，也是感知人体的一种方式。道教"内丹术"广泛应用这一方法。广州三元宫有一方清代嘉庆时的石碑，上刻人体内景图，与道教内丹修炼教学所用的《修真图》基本相同，反映了道教内丹学说在广东的流传情况。晚清时期，有一位"罗浮山人"写了《历脏篇》，"历脏"一词出自道教经书《黄庭内景经》，他将内视所见与西医解剖进行对比，认为对人体的认识不应只以解剖为据，传统的认识不能丢弃。

诊断学方面，清代广东南海郭元峰的《脉如》有一定特色，清末广东茂名梁玉瑜的《舌鉴辨正》对舌诊有一定发展。民国时，广州名医梁翰芬的《广东中医药专门学校诊断学讲义》水平较高。

以上文献中，有较大影响的《区希范五脏图》的出现值得特别介绍。区希范是宋代宜州（今广西宜山）人，据《宋史》记载，他早年"颇知书，尝举

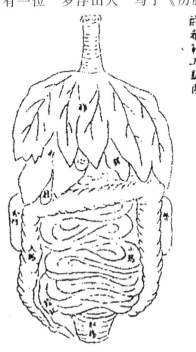

图1-10　区希范五脏图

进士，试礼部"，宋仁宗景祐年间曾参与环州（今广西环江南旧思恩）平叛，过后未被封赏，区希范不满，前往朝廷，"击登闻鼓，求录用"，结果被贬全州（今广西全州）。区希范后来逃回环州，于庆历四年（1044 年）起事，率众攻破环州，占据广西。官兵前来围攻，但屡攻不下。后来一位官员杜杞遣使诱降，区希范上当，率部归顺，结果被害。据宋人《宾退录》记载："庆历间，广西戮区希范及其党，凡二日，剖五十有六腹，宜州推官吴简皆详视之，为图以传于世。"这便是《区希范五脏图》，是目前已知我国最早的人体解剖学图谱。日本学者丹波元胤《医籍考》引杨介《存真图》介绍了此图的情况：

> "区希范被刑时，州吏吴简令画工就图以记，详得其证。吴简云：凡二日剖区希范等五十有六腹，皆详视之。喉中有窍三，一食、一水、一气。互令人吹之，各不相戾。肺之下则有心肝胆脾，胃之下有小肠，小肠下有大肠。小肠皆莹洁无物，大肠则为滓秽。大肠之旁则有膀胱。若心有大者、小者、方者、长者、斜者、直者、有窍者、无窍者，了无相类。惟希范之心则红而硾，如所绘焉。肝有独片者、二片者、三片者。肾则有一在肝之右微下，一在脾之左微上。脾则有在心之左。至若蒙干多病嗽，则肺且胆黑；欧铨少得目疾，肝有白点。此又别内外之应。其中黄漫者，脂也。"

当时所绘五脏图，今仅存正面图一张，见于明末《循经考穴编》和梶原性全的《顿医抄》（1304 年）、《万安方》（1315 年）中。这是宋代第一次大规模的人体解剖，协同医人、画工、巧屠绘图，对医学发展起了一定推动作用。

四、内科综合类

岭南的内科综合类著作，较著名的有清代刘渊的《医学纂要》、何梦瑶的《医碥》、黄岩的《医学精要》、黄炜元的《医学寻源》、梁廉夫的《不知医必要》、何德藻的《拾慧集》，民国黄干南的《泂溪医案唐人法》、卢朋著的《四圣心源提要》、陈汝来的《广东中医药专门学校内科杂病学讲义》、管炎威的《广东中医药专门学校救护科讲义》等。其中影响最大的莫过于何梦瑶的《医碥》，在后文另作介绍。此处特别介绍急症综合性著作《广东中医药专门学校救护科讲义》（图1－11）。

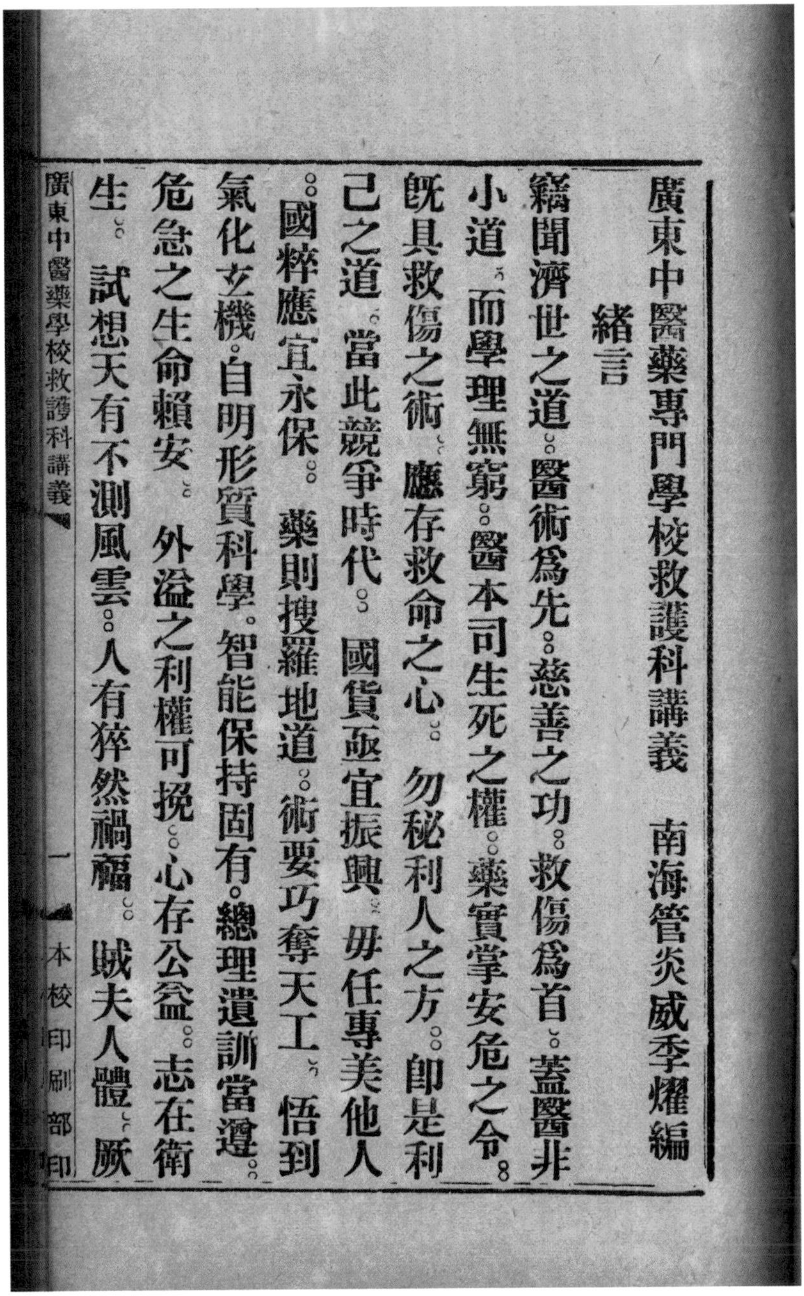
廣東中醫藥專門學校救護科講義　南海管炎威季燿編

緒言

竊聞濟世之道。醫術爲先。慈善之功。救傷爲首。蓋醫非小道。而學理無窮。醫本司生死之權。藥實掌安危之令。既具救傷之術。應存救命之心。勿秘利人之方。即是利己之道。當此競爭時代。國貨亟宜振興。毋任專美他人。國粹應宜永保。藥則搜羅地道。術要巧奪天工。悟到氣化玄機。自明形質科學。智能保持固有。總理遺訓當遵。危急之生命賴安。外溢之利權可挽。心存公益。志在衛生。試想天有不測風雲。人有猝然禍福。賊夫人體。厥

廣東中醫藥學校救護科講義　一　本校印刷部印

图1－11　《广东中医药专门学校救护科讲义》书影

《广东中医药专门学校救护科讲义》的作者管炎威，字季耀，以外科擅长。其《救护学讲义》则综论内外各科急症救护，极具特色。全书主要有4篇，第一篇首论救护心法，总论常用救护器具、药箱常识贮备药品，将急症进行分类。论述了自缢、溺水、冻僵、毒中、卒中、自刎、剖腹、出肠、暴厥、花风、缩阳，以及各种中毒、中蛊、中风、中痰、中血、中气、中暍、中寒、类中风、中湿、虚中、火中、食中、恶中、羊痫风等的救治方法。第二篇讲述动物咬伤、异物入腹、异物卡喉、异物入体、诸窍衄血的急救方法。第三篇分述地灾、风灾、火灾、水灾、国灾、人灾时应携带的救急药品及救治方法，以及水灾引发的疟疾、痢疾、霍乱等传染病的救治方法。第四篇为救护学补遗，整理汇总了中风、中痰、中血、中气、吐血这几种常见急症的救治规范及常见救急药品的使用范围。

　　管炎威在书中强调，中医急症救护有其特色，"究其药方，中国独优。受伤虽重，厥疾能瘳，足见国药，驾美凌欧。救护有国药，何必向他求"，呼吁发扬中医急症救护学。他总结说："救护之道，胆要大，心要小，手要快，眼要灵，智要急，计要多，机要触，巧要生，险要冒，危要防。"具体针对不同的急症病人，"疼痛者，立施止痛之剂；流血者，急施止血之法；卒中者，治以醒迷之药；毒中者，施以解毒之方；铳创当要解毒护心，火伤亟要清凉制腐；痉挛骨折，当为其驳骨舒筋；额烂焦头，速为其裹头包额"。

　　书中还介绍了他自创的急救方药，共有自制方89首，多预先制备成丹、散剂以便急用，最常用的是针对临床三急症的三种药物：通关散通用于昏迷，止痛还魂丹用于止痛，止血散用于止血。

　　在组方用药中，管炎威非常重视运用引经药，认为如果治病无引经之药，则温凉攻补之剂药力难达。他除了沿用传统六经引经药外，还提出针对身体不同部分的引经药。如头部：引以藁本、蝉蜕、羌活、升麻、白芷，煎水酒。胸部：引以厚朴、瓜蒌仁、枳壳、木香、台乌。小腹：引以萹蓄、瞿麦、车前、海金沙。腰骨：引以杜仲、补骨脂、牛膝、威灵仙、木香、樟木子、菟丝子、橘核。腿部：引以棉花根、白牵牛、淮牛膝、独活、威灵仙、五加皮、松节。膝以下：引以川牛膝、槟榔、穿山甲、川木瓜。足部：引以杜牛膝、薏苡仁、松节、防己等。

五、妇科儿科类

岭南妇科著作，有何梦瑶的《三科辑要·妇科辑要》、蔡敏斋的《妇科杂症》、何守愚的《广嗣金丹》以及谢泽霖的《广东中医药专门学校妇科学讲义》等。岭南儿科名著有刘昉的《幼幼新书》、陈复正的《幼幼集成》、程康圃的《儿科秘要》、杨鹤龄的《儿科经验述要》、古绍尧的《广东中医药专门学校儿科学讲义》等。

其中，清代程康圃的《儿科秘要》是极有见地的儿科著作（图1-12）。程康圃，名德恒，高明人（今广东佛山高明），约生活在清代道光至光绪年

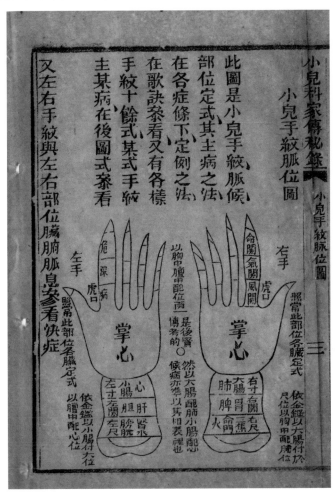

图1-12 《儿科秘要》中的"小儿手纹脉位图"书影

间。他出生于医学世家，家中六代从医，尤其擅长儿科。程康圃从医50余载，晚年著成《儿科秘要》，又名《小儿科家传秘录》。此书先以手抄本流传，后在清光绪十九年（1893年）刊印传世。该书内容包括幼科总论、儿科八证论治、其他附录和三症验录等。书中颇具特色之处，是将儿科证候概括为"儿科八证"（风热、急惊风、慢惊风、慢脾风、脾虚、疳积、燥火、咳嗽）和"治法六字"（平肝、补脾、泻心），颇能执简驭繁。

程康圃从脏腑生理功能出发，阐述儿科八证病因病机，指出风热之证是肝属木主风，心属火主热，肝木心火相搏则成风热；急惊风之证是肝风与心火相合；咳嗽之证是肺受风热兼夹有痰，由心火克肺金、肝木旺反胜肺金而成咳，脾虚受湿生痰壅肺而成嗽；燥火之证是心火太旺而燥热生，小儿各经之热即出斑疹亦由心火起因；脾虚之证是肝木乘而克之，其脾越困；疳积之证是脾虚食入难化，因滞而成积又肝木相克，肝主郁怒，肝气郁脾气虚故成疳。

治法六字源自儿科"肝常有余、脾常不足、心火常炎"之说，程康圃据此提出平肝、补脾、泻心六字治法。在具体的应用中，平肝法中又有疏达、清凉、柔阴、重镇之分；补脾法中又有行脾、化湿、消导、升提等；泻心法中有清心热和泻心火之轻重不同。同时三法也不是截然分开的，而是有机结合在一起，或以平肝为主，兼之泻心；或以补脾为主，兼以平肝；或平肝、泻心、补脾三法合用。如平肝泻心，治风热、急惊证候。二证皆由肝木心火二经相合而成，故"平肝则风息，泻心则惊去"，方药用薄荷、柴胡、钩藤、蝉蜕、连翘、木通、淡竹叶、甘草。又如平肝补脾兼以泻心，治慢惊风症。缘此证肝木克脾土之故，方药用薄荷、柴胡、白芍、党参、白术、茯苓、甘草、川连等。

此外，程康圃还提出儿科诊断的"二法""二要"。"二法"即手纹法和诊脉法；"二要"即要看外症秘要和问诊要诀。所论均简明清晰。

程康圃特别强调，为医当注重医德，他引其家训说："业斯道者，虽为衣食之计，亦要存济世之心，幸勿专图财利，不顾名功。倘有症治，则常存父母之心，务尽生平所学，必求病愈为念。"这些很值得后人借鉴。

六、外科骨伤类

外科与骨伤科注重技艺，素来较少著作。岭南中医外伤科源远流长，又注重著书总结，形成优良传统，民国时期出现了管季耀的《广东中医药专门学校伤科讲义》《广东中医药专门学校救护科讲义》、梁财信的《广东光汉中医专门学校伤科讲义》、管霈民的《广东中医药专门学校外科讲义》《广东中医药专门学校花柳科讲义》、卢觉非的《国医救伤法》等著作（图1-13），具有相当重要的价值。一些著作在后文另有介绍，此处重点介绍卢觉非的著作。

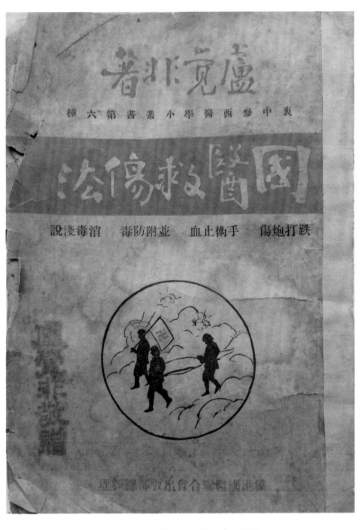

图1-13 《国医救伤法》书影

卢觉非原籍广东东莞，长于痔科、伤科方面。抗日战争全面爆发后，香港中医界积极组织国医救护队，回内地救护民众。在此时，卢觉非著《国医救伤法》，于1938年在香港出版。书前其兄卢觉愚作序说："自我民族抗争事起，一般创伤外科书籍，遂应时而出。盖杀乱致果，守土卫国，固军人天职，而救死扶伤，防毒看护，后方民众，亦责无旁贷。第此中有湛深之学理，奥妙之手术，自非研习有素，学有心得者，不能胜任愉快也。近日寇患日深，战区益广，所需要此种专门人材亦愈重亟。"卢觉非自序则说："闻前方缺乏舶来医药，遂使忠勇负伤之士，浴血待治，似此惨烈情形，诚有以使人为之骨折心酸者。爰将平日伤科心得，加以临症经验，讲述成书，题曰《国医救伤法》一册，罗列国药救伤方术，有三万余言。"书中对伤科方药破除前人使用隐语的做法，完全公开学术。全书分12章，分别介绍骨骼常识、血液环境的生理、创伤出血救急法、简便消毒概说、毒气概说、绷带用途释义、跌打损伤论要、诊断纲要、跌打损伤各症治法、脱臼上骱法、破伤风症新说、伤科处方学要略。

其伤科处方主要应用三类药物：气分药，如人参、黄芪、枳壳、玄胡之类；血分药，如当归、地黄、桃仁、红花之类；特效药，如续断、自然铜、䗪虫、枫茄花等；再加上、中、下三部药引和伤头、伤背、伤手、伤胸、伤心、伤肠、伤胁、伤膝之八部药引。并介绍这些经验主要取自南少林寺一派及广东戏班习用的伤药。书中于防毒药方则采用西药，对各种救伤手法均绘图说明。

七、针灸类

清代岭南有两本灸法专著，即叶广祚的《采艾编》和叶茶山的《采艾编翼》。针法著作主要集中在民国时期，有曾天治的《科学针灸治疗学》、卢觉非的《中国针灸科学论》、徐益年的《实用针灸学》，另有周仲房与梁湘岩分别著成的两种《广东中医药专门学校针灸学讲义》等。这些著作均很有影响，此处着重介绍独具特色的《采艾编》。

《采艾编》的作者叶广祚（1602—1678年），字绪维，晚年隐居茶山，人号之曰茶山先生，广东新兴县人。叶氏幼习科举，精于诗文及针灸。据载是叶氏祖父叶澄泉遇异人授予灸法，三代相传，至叶广祚整理而成书（图1-14）。

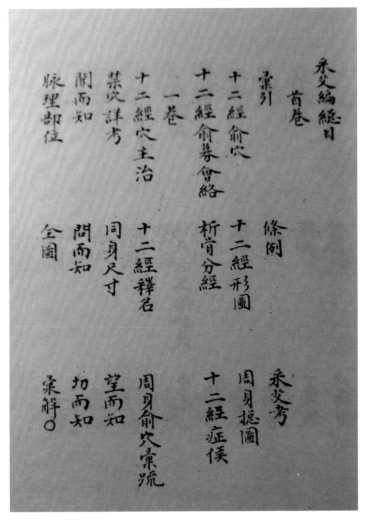

图1-14　《采艾编》抄本书影

古代灸法多用直接灸，因此人多畏之。叶广祚说："此艺为贵介所鄙，童稚所畏，女妇所难，恒时厌而怖用。及医不能愈，病患已剧，本人不知人事，床席秽恶，不得已乃相召。如大人尚可以商量，幼童证候已甚，妇流则嫌疑束缩，而本人呻吟若楚，有事病不灸之色。童子则骂詈拒避，女流则闪缩畏羞，而亲属又姑惜不断。"这的确是常见的病家心态。但他强调"自爱不惜痛，惜痛不自爱"，此法效果显著，"火攻虽出下策，勿药窃比中医"，希望人们重视。

叶广祚认为，灸法医生跟内科医生一样，也要精通医理，并提出"用艾如药"之论，他说：

> "用艾如药，谁其信之？火以气行，热症从其类而发越，寒气夺其势而匡扶，湿气疏其滞而渗泄，暑气平其甚而安和。且如肾病足疾，药方难到之地，可以直捣；积痼凤疴，攻治既穷之余，可以立祛，此皆有予夺扩清之成算也。至如艾灶补泻之术，以言乎内功，则夫妇兄弟，君臣母子，俱有调停安戢之略；以言乎壮数，则自上而下，以少领多，围师必缺，俱有扼要出奇之计；以言乎灼艾，则先泻后补，先补后泻，先本后标，俱有温凉迟速之用；以言乎尺寸，则节有疏密，体有立卧，络有邪正，俱有迟回审固之方；以言乎权变，则昏偃勿动，暴仆勿惊，危笃勿怖，俱有扶危持颠之理。"

这对灸法的特点论述得相当透彻。

《采艾编》对灸法的功用说明中指出："中风中寒，此可立苏，胜于通关回阳之剂。伤寒不论久近，灸之可传变。以至夏湿诸疾，眼科、外科、童妇科，咸有成法。至疮科则分野宜辨。"说明其治疗范围相当广泛。具体治则还有"表里之法"与"补泻之法"，在具体应用时要灵活运用。

《采艾篇》书中分载各科病症，按不同情况取穴论治。如对中风，详列各种穴法的应用，尤其注重神庭、百会二穴，指出："百会为百病之要，而神庭又兼治目戴、风痫。二穴择用、兼用。"在灸时又要根据情况变通，如"上部牵掣而下部厥冷，又宜先灸足及手及腹以提之；若手足瘫掣而上部昏迷，则先治头以上提之。此间先后，存乎巧妙。若其人阳气尽升而不降，又复多灸头面，此犹一点将尽之火，而复扬之使尽，则失策矣。且中风治头腹手足而后治其背，盖不可翻动，防痰壅而魄散也"，可见其施灸经验非常丰富。

全书还有内科、外科、妇科、儿科各种病证的灸法，介绍详尽，颇便应用。

八、五官类

岭南五官类著作主要有喉科和眼科著作。喉科有佚名的《喉舌备要》、周兆璋的《喉证指南》、周耀銮的《喉症全书》、古绍尧的《广东中医药专门学校喉科学讲义》等。眼科有黄岩的《眼科纂要》、颜尔梧的《眼科约编》、邓雄勋的《眼科启明》、梁翰芬的《广东中医药专门学校眼科学讲义》等。这里介绍古绍尧的《广东中医药专门学校喉科学讲义》。

古绍尧，名昭典，一名赞韶，广东三水人，祖籍广东五华。自幼跟随父亲学医，后学课于广州医学求益社，曾任城西方便医院内科医生。他在广州开设医馆，精于喉科，以医治喉症、麻痘闻名，他配制的"喉症散"，医治白喉甚为灵验（图1-15）。他兼任广东中医药专门学校教师，讲授儿科学、喉科学、痘疹学等多门课程。《喉科学讲义》即为配合授课所编的教材，将经验心得和盘托出。

古绍尧在《喉科学讲义》中认为，咽喉诸疾是由于风寒热毒蕴积于内，传在经络，结于三焦，气滞血凝，不得舒畅而引起。具体是风是寒是热毒，可以通过症状和脉象辨别，"漫肿而痰多者，风也；淡白而牙紧者，风寒也；紫色不肿而烂者，伏寒也；红肿而脉浮者，风火也；脉沉实，烂而不肿者，毒也；脉细数而浮者，虚火也；脉细迟者，虚寒也"。如果是因为"虚损劳瘦，真阴亏竭，金水不能相生，邪火因而上灼"而出现的"咳血声哑咽痛干紧之症"，则是不治之症。

该书全面系统地讲述咽喉口齿疾病证治。先述咽喉、乳蛾、喉痹、喉风门，后附舌症、齿症、唇症、鼻症、腮症、耳症门。每病只列症因、症状、脉象、治法、药方，简练实用。其中的治法、药方，凝聚了古氏的许多治疗喉症经验。

如书中论乳蛾，指出有因肺受风寒所致者。古氏将乳蛾分为单双乳蛾、烂乳蛾和白色乳蛾。其中白色乳蛾病因由"肺受风寒所致，自发寒热，肿塞满口，六脉浮弦"。对于乳蛾，一般医家认为属实

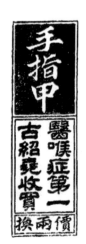

图1-15 古绍尧行医广告

证，古氏独认为肺受风寒亦可发为乳蛾，颇有见地。

在治法方面，古绍尧注重内外兼治。内服多以清咽散，若喉科重症，如喉闭、锁喉毒、单双乳蛾、紧喉风、弄舌喉风、哑瘴喉风等症，则用清咽利膈汤。外用吹药多用冰硼散。他有一种远近闻名的自制吹药珍珠捷妙散，其中需用人指甲入药，是民国时期广东省城闻名的古氏"指甲散"。喉癣多吹清凉散和矾精，喉疳吹紫血散，喉风吹白降雪散，重症急症喉病则用救急异功散。

古绍尧的《喉科学讲义》反映了传统喉科的成就。

九、本草方书类

岭南本草著作对地方药物记载详尽。重要者有何克谏的《生草药性备要》、赵其光的《本草求原》、萧步丹的《岭南采药录》、胡真的《山草药指南》、卢朋著的《广东中医药专门学校药物学讲义》、陈仁山的《药物出产辨》等。各种方书著作也很多，有周桂山的《经验良方》、符霁光的《符乐善堂经验良方》、林树红的《新辑名家医方歌诀》（图1-16）、

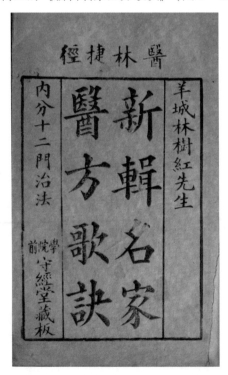

图1-16 《新辑名家医方歌诀》书影

卢朋著的《广东中医药专门学校方剂学讲义》等。有关岭南草药著作，后文另作专门介绍。此处介绍选方体现岭南特色的《新辑名家医方歌诀》。

晚清广州医家林树红，字霜野，所著《新辑名家医方歌诀》，有着明确的本土意识。他重视温病学术，推崇浙江雷少逸与江苏叶天士的医方，但是他指出："岭南内地人烟稠密，风气常带温暖，比北省严寒大相遥庭。故用北人之方治南人之病，多有不合。"因此，他专门编写此书，"向群书中采辑医方一百首"，均为"安合时宜堪为南人所用"者。

全书共分 12 类，外感 6 类，按风、寒、暑、湿、燥、火排列；内伤 6 类，为和解诸方、杂病诸方、泻实诸方、补虚诸方、妇科诸方、幼科诸方。他所选的方剂，以雷少逸《时病论》为主，兼采吴鞠通、王孟英、刘河间、沈金鳌等人处方，均编写方歌，并作解说。

书中的一些解读，体现了根据岭南特点而变通的思想。例如书中收录雷少逸的"辛温解表法"时述说："北省寒气重，非麻桂之猛不能袪。南省寒气轻，止（只）葱豉之缓可以解。本法用《肘后》葱豉汤加防风、陈皮、桔梗、北杏，较杏苏煎更醇。凡初感寒邪在卫分，可用此加减。"在"清凉荡热法"的按语中说："用白虎汤治暑，必将粳米易转薏米，养胃渗湿为是。以暑多兼湿也。若无湿则是干热，用些滋腻亦不妨，但不可如吴氏大小定风珠之过腻矣。"这种对白虎汤的变通考虑了岭南湿重的环境。

十、中西汇通类

明清西学东渐，西医传入中国，改变了传统医疗格局。受其影响，晚清时形成中西医汇通思潮。岭南中西医汇通学术著作有陈定泰《医谈传真》、陈珍阁《医纲总枢》、朱沛文《华洋脏象约纂》、张二仲《中医改进刍论》、张公让《中西医学比观》等。其中陈定泰的著作是最早的中西汇通著作。医史学家范行准氏称："第二次西洋医学之传入，当权舆于定泰之书。"

陈定泰，字弼臣，广东新会人，生卒年月不详。著作有《医谈传真》四卷。他在道光九年（1829 年），因母病访医羊城，得闻王清任先生事略及其脏腑之论，后又接触西医学习解剖。西医精详的解剖知识令陈定泰极为震动，觉得"从前所有医书，觉治法竟有大别者"，于是他在吸收西医知识的基础

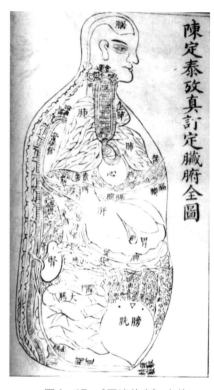

图 1-17 《医谈传真》中的
"考真订定脏腑全图"

上，在 1844 年写成《医谈传真》一书。

《医谈传真》第一次在中医著作里系统引用了西医解剖图谱十六幅。受西医解剖知识影响，陈定泰认为中医的五脏六腑和经络等学说不合实际，提出将"五脏六腑九窍十二经十五络"修改成"九脏九窍二经二络说"。如称五脏六腑中"心包络"一腑并无其物，胆即肝中辅物，不应另名为腑，这样五脏六腑去其二便是"九脏"。陈定泰又否定十二经和奇经八脉，认为人身只有"二经二络"，实则是指循环系统和神经系统（图 1-17）。他也反对五脏配五行，认为"何必泥着心肾肺肝等字说五行以说病"。

陈定泰这些观点反映出在西医影响下对中医理论的反思。但他并非主张废弃中医，在临床上仍然强调中医辨证治疗，不过形成了一种简化病机的思想。他提出，只以内、外、感、伤四因作为论病纲领即可，即"感有外、内，伤有外、内"，组合起来成为外感、内感、内伤、外伤四类。

在外感方面，陈定泰将传统六淫统一于风与湿二者，指出温、暑、燥、寒不过是二者在四时的不同表现而已。在内感方面，陈定泰认为饮食原本益人，"过冷过热过耗过滞则病矣"，当"寒者温之，热者凉之，耗者补之，滞者行之"。在内外伤方面，外伤可视不同情况自有各种经验良方治之，而内伤即情志所伤，尤其为陈定泰所重视。他指出："七情之欲，最能劳神伐气，伤精郁血，耗火亡液，病之最关紧要。"情欲之伤有虚、郁二症，而"二症各有火、气、痰、饮、精、血之别"，最为复杂。

陈定泰在治疗情志所伤方面颇有心得。他指出："凡治病当先观其人之形志，有形苦而志乐者，有志苦而形乐者，有形志俱苦者，有形志俱乐者。志苦者营必郁，形苦者卫必弱，志乐者多府实而脏虚，形乐者多阳亏而阴陷。"治疗方面，提出"善治者治其神，次则治其气焉而已矣"。其分证详细，用药颇多新方。如治虚，火虚用新制益阳丸等，神衰用益神汤，精亏用益精汤，血虚用补血汤，液亏用滋液汤。治郁，火郁用治怒火汤、治忧思悲忿汤、治恐惧痴迷汤，分治上中下三症；气郁亦按上中下三路疏导；营郁用手拈散、新制舒营汤等；痰盛用加减二陈汤等；瘀血用温经行瘀汤、凉血攻瘀汤、跌打血郁汤及忧恼血郁汤；水郁用加味六君汤或加味香砂六君汤。

由此可见，陈定泰主要是脏腑经络理论上受西医影响，而其临床用药仍以中药为主。后来他的孙子陈珍阁继承家学之余，又远赴新加坡学习西医，回国后著《医纲总枢》，对中西医的结合又更进一步。

十一、医论医案类

岭南医案专著不多，代表作有清代广东揭阳孙西台的《昼星楼医案》和民国香港卢觉愚的《觉庐医案新解》。医论著作中有代表性者如清末南海黄瑶圃的《医学易知》、桂林于风八的《医医医》和广州高骞的《医学揭要》等。其中，女医孙西台的医案著作值得关注。

孙西台（1872—?），女，字言言，广东揭阳人，是岭南历史上不多的女性医者，著有《昼星楼医案》。她丈夫丁乃潜，是晚清洋务运动重要人物丁日昌之子。孙西台自幼聪颖，博览群书。后因长男患热症，医效不佳，于是购置众多医书，刻苦钻研，并与丁乃潜共同研讨，医术日进，每为人治病有验，后来整理成《昼星楼医案》。

《昼星楼医案》正文不分章节，共载医案 93 则、验方 14 首及医话 2 则（图 1-18）。所有医案均记录了病人身份，共有 32 名病人，多为孙西台的亲友或侍仆。

其诊病重视脉诊，也重视四诊合参。如论气闭症，专门指出诊察要点云："入门时问症须详，如：询病之久暂，二便之通塞，观旧方知其与症有无妨碍。至于脉之沈伏，非脉之歇绝，诊者仍须参观两耳孔前之动脉、两鼻旁支动脉、两足旁之动脉（两足向内在大高骨之下），有动脉者生，无动脉者不治。"

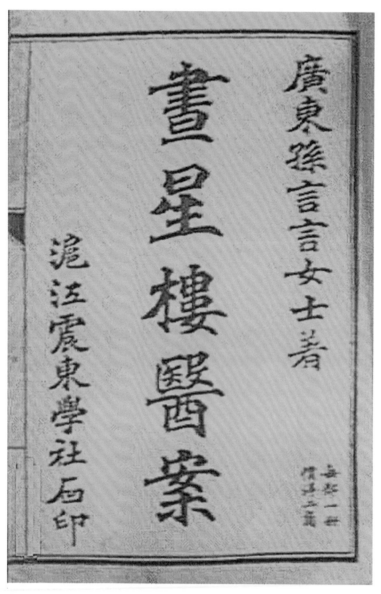

图1-18 《昼星楼医案》书影

　　治疗用药崇尚平和，较少使用大热大寒、大补大攻之品。有些论治观点颇具巧思。如其论寒湿之治，提出治寒湿除了燥湿、利湿之外，还应重视凉血养阴。书中说："治寒湿之法，古人譬之清沟渠，沟渠至汙也，若烈日曝之，虽干燥一时，湿性仍在，如用人力迅荡，则有崩塌之忧，必徐徐灌溉，沟渠润泽，斯浊汙易清，治寒湿之证犹是尔！惟以风胜湿，则湿之凝者流；

以利祛湿，则湿之升者降。然燥之利之，势必伤阴，非加凉血养阴，何异烈日曝沟渠哉！"

书中还有不少儿科案例。孙西台称："儿科为哑科，是在操斯业者，潜心于四诊之余，心诚求之，虽不中不远尔。"强调诊察务必全面，治疗勿为俗说所限。她指出："俗论小儿其体纯阳，无伤寒症，斯言大谬！小儿质体脆弱，血气未充，最易感寒。或伤寒发热，或伤寒下利，或伤寒夹食，或伤寒感风，种种症候，遇之甚多。"这些观点均较中肯。

书中有 14 首验方分别是：清暑茶、治汤火伤症、治蜈蚣咬伤、安胎方、外伤外治方 2 首、治油风脱发、治小儿误吞铁钉、治殴后伤风、固齿散、治犬咬伤、千金宁肺膏、放足方 2 首，其组方大多简便廉验，有岭南民间特色。

《昼星楼医案》中出现了一些西医知识，反映了孙西台读书广博。如说："又曰小儿初生，俗例三朝浴身，满月薙发。据西书则不谓然，其论育婴，以防脐风为第一义，初生身矜，以极软之布拭之，不剃胎发，以免他日急惊、慢惊之变。余屡以告人，改良者亦复不少，患脐风者寡矣。"

十二、养生食疗类

岭南的养生类著作，有明代盛端明的《玉华子》、清代郑观应的《中外卫生要旨》《修真四要》、民国梁士贤的《秘本易筋经八段锦图说》、方公溥的《气功治验录》等。食疗救荒著作则有何克谏的《增补食物本草备考》、樵西灌灌老人的《救饥汇编》。其中最具影响力的莫过于郑观应的《中外卫生要旨》。

《中外卫生要旨》，清代郑观应著（图 1-19）。该书内容包括中外养生理论和言论选辑、各种外功按摩导引以及中外饮食卫生知识等。此书最大的特色是将中医养生内容与西方的营养学与卫生学知识融为一体，特别着重介绍了西方有关饮食用水卫生、食物化学成分、饮食消化过程等知识。

郑观应编辑《中外卫生要旨》，源于其养病的切身感受。他身体多疾，痛感治病不如防病，"闻中西医云，人能自保其身，较易于医者之治病"，因此辑成此书。此书原为四卷，后增订为五卷，内容诚如其名，汇集了中、外的卫生内容。"中"的部分，第一卷有中国传统养生言论汇编，第二卷有

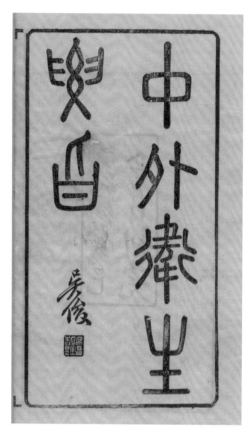

图1-19 《中外卫生要旨》书影

"外功按摩导引"，第三卷收录了王士雄《随息居饮食谱》等。郑观应对传统健身功法相当重视，他说："却病延年之法有三：一曰汤药，二曰针灸，三曰按摩导引。近世只知诊脉用药，而医药之书已汗牛充栋，鲜有能行按摩、导引、针灸诸法。"他认为："盖按摩、导引朝夕行之，犹如柔软体操，使其血气流通，精神坚固，自然无病矣。"他参照西方体育的说法，将传统功法称为"中国古法卫生体操"，书中汇集了青莱真人八段锦、希夷真人十二段锦、达摩易筋图说及道经秘传十六段锦等内容。

"外"的部分，体现在他对西方营养与卫生知识的吸收。书中第三卷收载的王士雄《随息居饮食谱》，原本是讲中医药膳补养之道，郑观应特意"将西医格致卫生之理补入，以备卫生者考察焉"，在原书各条中补入相应的西医说法。他评价西医的长处说："西学之用食物，不敢自恃聪明，虚心查核，于百十年前，名医迭出，渐明化学之法，用显微镜以察各食物原质若何，兼函油（油脂）、糖浆、水、蛋白各类若何，深知有益无益，益多益少……凡各物之功用，无一不从化学推考而出，非恃一时之察识，便可得其微妙也。"

第四卷"泰西卫生要旨"，专门采录外国名医养生要语，介绍锻炼身体、冷水浴、温泉浴等西方个人健康知识以至城市卫生建设等。第五卷续编中进一步介绍饮食、酒醇、消化、呼吸等西医生理卫生常识和人体衰老学说。

通过汇集中西有关卫生的言论，郑观应还对两者的特点作了比较。他认为中医保身之法，"大要慎起居，节饮食，寡欲清心，存神养气而已"；而

"西医格致之士，培养精神，以绝病源有六要理：曰光，曰热，曰空气，曰水，曰饮食，曰运动"。对比之下，他认为中医更得精粹，西医发展前途更广，但二者又是殊途同归的。他指出："西法虽精求卫生之道，全在形质上考求，不知无质生质，无形生形之妙。我国讲求修养之术者，如洞悉真阴真阳造化之旨，服气延年，非但不患土性盐类结聚，且能返老还童，岂西医之所能知，纵知亦不信而大笑也。惟愿其格致日精，终知神仙之道。修行者立功立德，同登阆苑；不修行者无灾无病，亦享遐龄，岂非五大洲一快事哉！"

从以上岭南医学文献的简要介绍可见，岭南医家有许多独特的理论阐发和实践经验，显示岭南医派有着扎实的基础。

第二章

名医流芳

每个地方医派，都建立在该地区杰出医家的贡献之上。对于岭南医派来说，则稍有特殊之处。在宋代以前的漫长岁月里，岭南越族等许多地方民族的早期医药知识由于缺乏文字记载，已湮没在历史风尘之中。随着一代代移民南来，扎根岭外，文化互通，民族融合，岭南地区逐渐发展出有地方特色的汉文化分支。在医药方面也是如此。由于文化的接纳与创新需要有一个过程，因此早期有记载的活跃于岭南的医药名家多是流寓人士。宋代以后，岭南地区的医家才逐渐成长起来，在医药学术上的影响逐渐增大。另一方面，一些岭南名医侨居香港、澳门，更有的闯金山、下南洋，在海外传播中发展中医。所以，岭南医派名家包括有外来占籍者和移居域外者，他们都是岭南医派中不应遗漏的人物。

本章主要介绍1949年以前的岭南医派名家和世家。限于篇幅，仅能在历史长河中选择20位代表医家，另有3个医学世家，分为流寓医人、岭南医林、侨界名医和医学世家四节进行介绍。

第一节
流寓医人

岭南虽然僻处南疆，但是山川奇秀，物产丰茂，拥有多处道教所说的"洞天福地"。这里又是我国重要的边防地区和商贸港口。因此，历代以来不少内地人士前来仕宦、经商、修行或旅居。其中包括了不少杰出医学人物，为发展岭南地区的医药学做出积极贡献。

历代南来医家为数众多，本节仅介绍其中在岭南居住时间较长，并且对岭南医药学有独特发挥的 4 人。

一、归隐罗浮的葛洪

葛洪，字稚川，号抱朴子，原籍丹阳句容（今属江苏）人，是晋代著名的医学家、道家。有关葛洪生平，《晋书》有传，据其记载，葛洪约生于公元 283 年，卒于公元 363 年，享年 81 岁。

葛洪出生于江南士族家庭。幼年时父亲去世，家道中落。葛洪自少好学，又师从郑隐学炼丹秘术。郑隐是葛洪从祖葛玄的弟子，他颇器重葛洪，将道法悉传给他。西晋太安二年（303 年），张昌、石冰起事，葛洪平乱有功，被封为伏波将军。后其故友嵇含被封为广州刺史，邀请葛洪出任参军。葛洪作为先遣前去广州但不久嵇含在襄阳被部将所杀，使他只身滞留粤地。他师事南海太守鲍靓学习道术和医术，并娶鲍靓女儿鲍姑为妻。建兴四年（316年），葛洪还归桑梓。东晋开国后，朝廷拟赐爵关内侯，葛洪固辞不就，上表称闻交趾产丹砂，请求至广西句漏为县令。获准后葛洪与子侄南下，到广州时被刺史邓岳挽留，于是葛洪隐居于罗浮山炼丹修道。

东晋咸和五年（330年），葛洪得邓岳之助，在罗浮山建庵授徒，在朱明洞前建南庵（即现冲虚观），修行炼丹（图2-1），著书讲学。罗浮山现仍存有传说中的葛洪采药炼丹遗址，如"稚川丹灶"石刻，原名"葛洪丹灶"，宋代苏东坡题，但年深日久，"丹灶"两字失传，清乾隆二十四年（1759年）由广东督学使者仁和吴鸿补书。又有"洗药池"，相传为葛洪夫妇当年洗药之处，清代邱逢甲题词曰"仙人洗药池，时闻药香发，洗药仙人去不还，古池冷浸梅花月"，刻于洗药池石壁上。

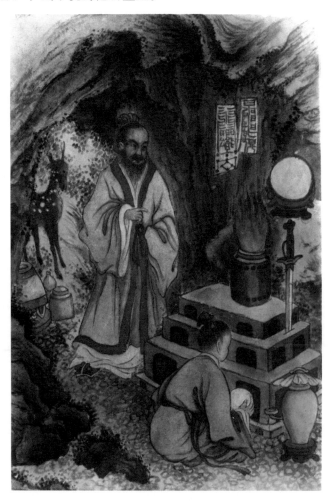

图2-1　稚川（葛洪）炼丹图（宋大仁绘）

葛洪两度来岭南，前后共度过 18 年，最后终老于罗浮山。他的许多学术成就是在岭南取得的。他炼丹修道，亦兼制药行医，在岭南的许多地区均留下传说。现存医学著作《肘后救卒方》3 卷，是从他在来岭南之前编集的百卷《金匮药方》中摘录精要而成，后来在岭南又有所补充。因此葛洪可以说是将医药传入岭南的第一人。

《肘后救卒方》经南朝梁陶弘景增补后改名为《肘后百一方》，金代杨用道等又作增补并取名为《附广肘后备急方》，共 8 卷，简称《肘后方》。肘后，即随身常备之意。该书所列疾病，有传染病、内、外、妇、儿、五官各科和虫毒伤等，所列治疗药方多为"田舍试验之法"，所用"率多易得之药"。在其中，可以看到不少岭南医药元素。

《肘后方》记载了多种传染病和流行病，其中有些属于岭南常见病。例如书中最早记载沙虱（恙螨幼虫）的形态、习性和它传播的沙虱毒（恙虫病）的典型症状。提到"山水间多有沙虱，甚细略不可见，人入水浴及以水澡浴，此虫在水中著人身，及阴天行草中亦著人便钻入皮里。其诊法：得之皮上正赤，如小豆黍米粟粒，以手摩赤上痛如刺，三日之后令人百节疼痛，寒热，赤上发疮，此虫渐入至骨则杀人"。被恙螨叮咬后常出现恙虫病的症状，在现代的广东和广西仍时有报道。

岭南地区疟疾多发，葛洪记载的疟疾特效方，其中有"青蒿一握水二升渍，绞汁尽服之"，使现代研究者得到启发，用低温溶媒提得新型抗疟药青蒿素。这一治疟方法在古代其他文献中很少记载，但元代的《岭南卫生方》中仍有提及。证明该法一直在岭南流传。

葛洪还记载脚气病"先起岭南，稍来江东"。结合同时代支法存等人的记录，可知脚气在当时来岭南的移民中广泛流行。葛洪记载此病"得之无渐，或微觉疼痹，或两胫小满，或行起忽弱，或小腹不仁，或时冷时热，此其候也。不即治即转上入腹，发热便杀人"。他区分为痛痹不仁（干型）、两胫肿满（湿型）、入腹发气（脚气冲心型）三型，并能运用含维生素 B_1 较多的大豆、赤小豆、芝麻以及松叶等药物治疗。

《肘后方》中还有岭南特殊疾病的记录。如提到"箭伤"，专门指交广夷僚用焦铜作镞造成的创伤，反映了当时岭南治理中的民族关系。另外指出恶核病"南方多有此患";治水肿病有方"多取柯枝皮，锉，浓煮，煎令可丸服……此树一名木奴，南人用作船"，介绍了南方药物；介绍岭南人防治沙虱的方法说："比见岭南人初有此者，即以茅叶茗茗刮去。及小伤皮则为佳，仍数涂苦苣菜汁，佳。"其他有关岭南病种还有瘴、蛊及中毒等。

另外针对岭南缺医少药的状况，他又列举了"葛氏常备药"，包括大黄、桂心、甘草、干姜等 25 种，建议"此等药并应各少许"备用，强调"以前诸药，固以大要岭南使用……众药并成剂药，自常和合。贮此之备，最先于衣食耳"。"成剂药"则开列有金牙散、玉壶黄丸、三物备急药、紫雪丹、参茵草膏、王黄丸、度瘴散、木散、理中散、痢药、丁（疔）肿药等。

葛洪对岭南影响极大，他驻留过的冲虚观等罗浮胜迹和广州三元宫被列入各级文物保护单位。2007 年葛洪还被"南粤先贤馆入馆先贤评选委员会"评为第一批入馆的南粤先贤。

二、释继洪汇论治瘴

唐宋以来，中州人士寓居岭南者日渐增多，于是"瘴气"的危害就更加突出。"瘴气"主要指疟疾，外来人员尤易感染。一些通晓医学的官员在岭南任职时，对此进行了研究。尤其以南宋时期为多。到了元代，有一位从中原来到岭南的医僧名为释继洪，他汇集了前人有关"瘴气"论治的经验，加以自己的体会，编成《岭南卫生方》（图 2-2）。医书名字中带有地名，专门针对一个地区的疾病进行论治，这在古代医药文献中是少有的。

释继洪又名澹寮，元代汝州（今河南汝州）人，是一位医僧，著有《岭南卫生方》及《澹寮集验方》。据说释继洪在岭南还编有《类集》及《岭南代答本草》，今未见。他在 13 世纪中期游历于岭南，曾主持柳州报恩寺，又曾到广州、连州、封川等地活动，后来北上经江西到达临安。他的医药著作主要在岭南写成，书中提到一味药物淡竹叶"惟广州白云后洞及惠州罗浮有之"，证明他曾到两山采药。

现存的《岭南卫生方》署名"宋大梁李璆、延平张致远原辑，元汝州释继洪纂修"。其内容除了李、张二人和继洪的篇章外，实际还有王棐和章杰的医论。该书初为元代北海廉访所刻，明景泰间重镌，岁久板不复存。明代

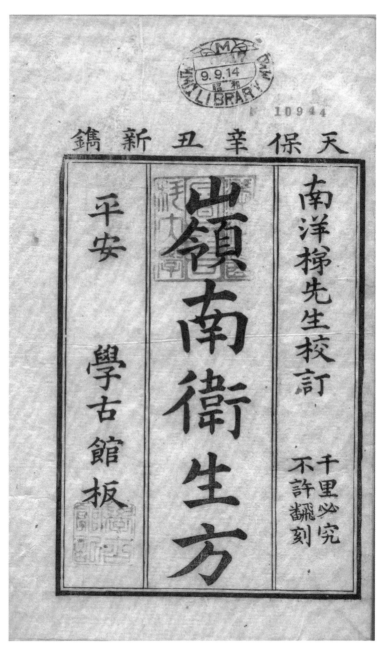

图2-2 《岭南卫生方》书影

广州左布政使罗田于正德八年（1513年）访得总镇藩笃庵有抄本，认为岭南"雾露炎蒸，为瘴为疠，虫蛇草木之毒，缓急所需，立俟良愈，吾知生于斯，寓于斯，继今屯勉以卫生者，舍是书何求"，遂付梓以传。其后，万历四年

（1576年），广东右布政使邹善得《岭南卫生方》，深感其"论瘴病始末，诚有以握其要领"，于是和同僚施公叶江捐俸刊刻，以广其传。在原书二卷的基础上加娄安道《八证标类》，以八类发热病证与瘴疟相鉴别；加李杲《药性赋》，便于辨疾别药。

释继洪在《岭南卫生方》中收辑了李璆、张致远、王棐、汪南容、章杰等宋代医家有关瘴疟的专论，然后在他们的基础上进一步总结和提高。书中内容反映出宋元医家对岭南地区的严重瘴疟已取得了相当成功的治疗经验。

《岭南卫生方》首引大梁李璆的《李待制瘴疟论》。李璆为汴（今开封）人，字西美，曾为官于岭南地区的英德、苍梧（今梧州）、新州（今新兴）、高要等地。他对岭南瘴气有深刻体会，在苍梧亲历瘴疟流行，见死人甚多，甚者灭门，自己也曾患病，于是摸索出较为成功的经验。他反对使用解表清热剂治瘴疾，创用干姜附子汤类方药来温通。论中介绍经验案例说：

"其时余染瘴疾，全家特甚。余悉用温中固下，升降阴阳正气之药，十治十愈。"

"二仆皆病，胸中痞闷烦躁，昏不知人，一云愿得凉药清膈。余审其证，上热下寒，皆以生姜附子汤冷温服之，即日皆醒，自言胸膈清凉，得凉药而然也，实不知附子也。翌日各与丹珠丸一粒，令空心服之，遂能食粥，然后用正气、平胃等药，自尔遂得平安。更治十数人皆安。"

对于用附子类方药的原理以及有关宜忌，李璆也说得颇详细：

"盖附子用生姜煎，既能发散，以热攻热，又能导虚热向下焦，除宿冷，又能固接元气。若烦闷者，放冷服之。若病烦躁，不好饮水，反畏冷不能饮者，皆其虚热，非真热也，宜服姜附汤。沈存中治瘴用七枣汤，正与此同，亦一服而愈。有用术附汤而病愈甚，盖术附相济，能固热气，不能发散，惟附子一味为最妙。或有脉证实非上热下寒而目黄赤者，不可用附子。"

李璆的经验得到其他医家的认同。《岭南卫生方》中有一篇《张给事瘴疟论》，作者张致远曾以给事中知广州，他说："余得李舍人瘴论，复与滑州医士王子仅较量汤剂，用之有验。"另外有王棐《指迷方瘴疟论》与汪南容《治冷热瘴疟脉证方论》，指出瘴病对北方人士危害较大，南人与水土之气相谐则病少而轻，北人久居岭南亦可免，将瘴病分冷瘴、热瘴和哑瘴，另外介绍了用"挑草子"法外治放血，然后用青蒿水内服的方法。章杰的《岭表十说》则讨论了岭南特殊地理条件及南人习俗，认为哑瘴是极热所致，或蕴热而感寒，有煎一枚生附子而愈者，推论机理在于以热治热而发散寒邪；又反映了俚俗信巫不信医，郡县荒僻缺医少药的情况；还特别强调在岭南的生活注意事宜，例如反对食槟榔和饮酒辟瘴之说，注意饮食起居调摄，主张饮水"经烹煎则非生水"，若汲江水饮冷易致疾病等。

释继洪在继承前面各家经验基础上，又有所发展。他对瘴病的三个类型的证治进行了系统的概括，指出冷瘴用不换金正气散、嘉禾散；热瘴宜用"挑草子"法再加药物治疗，特别强调此型用药复杂，"凉药多不可用，热药须得法用之"，因为病机是"阳浮阴闭"，推崇李璆的生姜附子汤法最妙，如果重症四肢厥冷，则需用丹药，如黄牙丹、伏火朱砂丹；哑瘴则是"热瘴之甚者"，因病人神昏不能语故名，宜用"挑草子"法或麦门冬汤下黑神散。

《岭南卫生方》中对一些特殊用药也进行了讨论。如重视常山治瘴疟的作用说："常山乃瘴药要药，李侍制云，欲去根本，非常山不可，此说最当。"书中有截瘴散二方和瘴疟丹方都以鸡骨常山为主药。对于附子，强调需用道地药材。释继洪说："附子率用道地所产及漏篮、侧子之类。此固难得道地者，然起死回生之药，可以苟且耶？若是阴毒及冷瘴，但欲一时壮阳气可也；若虚热而藉以降气敛阳，倘非道地附子，宁不借燥？非徒无益也！"

释继洪还非常注重药物之外的调护，他著有"瘴病中将息法"与"瘴病后将息法"两篇，阐述了瘴疟病人的休养原则。释继洪还提出"回头瘴"之说，指患瘴病的人离开岭南后有的仍然会发病，继洪认为原因是"先染广中之气，复感外方之气"，仍需继续治疗。

《岭南卫生方》中卷介绍有治瘴药与四时治要等方80余条，其中对岭南多发的蛇虫咬伤，强调预防为主，介绍了一些防治方法。

三、王纶拟治岭南诸病

王纶（1453—1510年），字汝言，号节斋，浙江慈溪人，明代进士。曾任广东参政，后转湖广右布政和广西左布政，在岭南有较长的任官经历。

王纶为人刚方梗介，注重身心经济之学，又注重医学，据称他任官时

"朝听民讼，暮疗民疾"，著有《本草集要》《明医杂著》。

《明医杂著》六卷，原成书于明弘治十五年（1502 年），后有著名医家薛己的加注本（图 2-3）。王纶在此书自序中说："予尝欲著随证治例，使穷乡下邑，无名医者，可按方治病。"因公务繁忙，未完全成书，现今《明医杂著》主要是一些医论与医方，成书于广东布政司左参政任上。本书以博取诸家见长，并提出"外感法仲景，内伤法东垣，热病用河间，杂病用丹溪"，成为当时学习各家医论的参考法则。

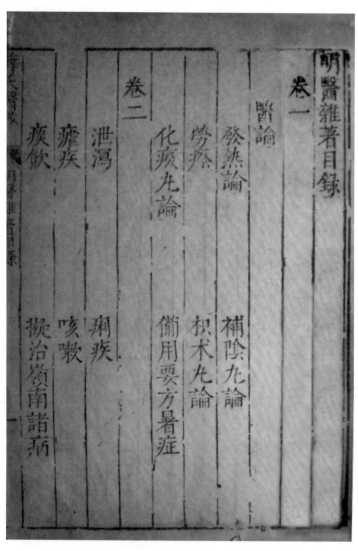

图 2-3 《明医杂著》书影

《明医杂著》中有《拟治岭南诸病》一篇，是继元代释继洪《岭南卫生方》后又一篇专门论治岭南疾病的文献，内容涉及病因病机、治法治则、调摄预后等多方面。

王纶此篇论岭南疾病虽仍以瘴气为中心，但也注意时气、瘟毒等病邪。该书中所说感受瘴气所导致的疾病，并不像《岭南卫生方》那样都是较为严重、症状近于疟疾的病症，有的似只是一般外感，说明他将"瘴气"作为对南方环境中外界致病因素的概称。王纶指出"岭南多瘴，谓其得此气多，故亦多生此病"，其病理基础与"岭南气温""南方气升"等因素有关。在岭南"感山岚瘴雾之气"，其主要症状是"发寒热，胸膈饱闷，不思饮食，此毒气从鼻口入内也"，这显然与湿阻脾胃有关。治则方面，"治当清上焦、解内毒、行气降痰，不宜发汗"。制方如下：

> 黄连（姜炒），黄芩、木香、厚朴（姜制），枳实（麸炒），半夏（汤洗），桔梗、柴胡、川芎、木通（各一钱），生甘草（七分），升麻、苍术（泔浸盐水炒，各一钱五分）。

王纶指出岭南瘴病多有胸膈饱闷、不思饮食的症状，反映了岭南人脾虚多湿的体质特点。由于与伤寒外感机理不同，王纶提出治岭南瘴疾"不宜发汗"的原则，认为若多用表散之药，则阳气益虚，风邪益盛，鲜有不误者。薛己对此深表赞同，并补注指出，治此症当固阳气、实腠理，并补充了一些方药，如肺气伤用补中益气汤，胃气虚用四君子汤，脾气伤用六君子汤加芍药、当归等，更加注意调理内虚体质。

王纶又讨论了岭南瘴病挟杂风寒时的论治，指出岭南此病与北方伤寒的证候与治法不同："若寒温失节，汗身脱衣巾，感冒风寒之气，气闭发热，头疼，此则伤寒类也。但岭南气温，易出汗，故多类疟，重则寒热不退，轻则为疟。南方气升，故岭南人得此病者，卒皆胸满，痰涎壅塞，饮食不进，与北方伤寒只伤表而里自和者不同。"其特征是风寒轻于北方，而且多有湿阻脾胃的表现，王纶提出"治当解表清热、降气行痰，此方用于寒凉时月，及虽在温暖时而感冒风寒者"，立方如下：

羌活、苍术（泔浸），柴胡、黄芩、橘红、半夏（汤洗），枳实、甘草（炙），川芎（各一钱）。

上姜、水煎，食前服，渣随服，取汗出止服。

加减之法：若内停饮食，外感风寒，用藿香正气散；若脾气虚弱，而寒热，作呕，用金不换散。

以上两种证候，虽属瘴病，但王纶未称其为疟。后面另有数方分别针对"瘴疟时疟寒热往来""疟久者""疟后变为痢疾"，才是治疟之方。其他还有治瘟疫方与治瘟黄方。如关于瘟疫指出"若温暑之月，民病天行瘟疫热病，治宜清热解毒之剂，兼治内外，愈后随当调理脾胃，以壮元气"；注意脾胃元气；治瘟黄的治法则是"内泻湿热"，均不属脾胃论治。

王纶对岭南外感诸病的证治，其特点是重视"气温"与"内湿"两个特点。可见环境因素的影响不仅体现于瘴疟中，也见于各类外感中。这种认识深化了对岭南证候的认识。这些观点对后人也有一定影响，如清代《张氏医通》将王纶以上二方分别取名为苍术芩连汤和苍术羌活汤，作为岭南治瘴常用方。

四、张继科六经论瘴

张继科，字元之，自号如如居士，明代万历年间南直隶兴武卫（今江苏南京）人。他曾在广西兴安任职，在岭南生活长达14年。

张继科兼以医术闻名，著有《三合集》（图2-4），其中的"岚瘴解"等专篇对岭南疾病很有见地。

以往中原人士来到岭南，最关注的是"瘴病"，因其发病容易危重乃至死亡。但久居岭南，除了应对瘴疟，还需要治疗其他病证。医家们发现岭南地区各种常见病也有与内地不同的特点。张继科的《岚瘴解》对岭南瘴病有新的思考。他在广西左右江一带，常见山间浊气，当地人称为"岚气"，即山岚瘴气。他发现："人之胃气强，并饮酒，不伤；倘中气素虚，感受最易，憎寒表热，不可名状。"因而将"岚气"视为一种外感因素，并指出其致病与否与脾胃元气盛衰有关。

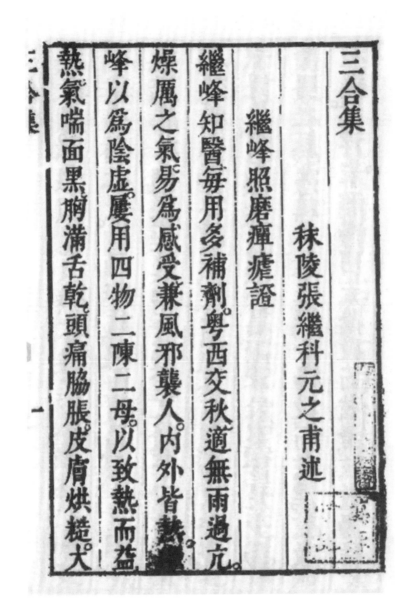

图2-4 《三合集》书影

在岭南生活，气候环境避无可避，张继科指出："避之于昼，不能避之于夜。左右两江，风气相同，日间单衣，夜深重被，一或不慎，鲜不致疾。"对于这种"瘴"病，张继科认为"虽作岚瘴治，而三阴三阳当辨之"，为此提出了从六经论治瘴气的体系。试以三阳病为例。

对太阳经病，张继科分为两类证候。一类为本证，主证为：脉浮、人迎紧盛，其他症状有其证头痛表热，无汗恶寒，项背拘急，四肢困倦，或腰痛，或眼胀，卧床不能兴居，治法用加减羌活冲和汤。一类为"伤风"，症状为脉浮缓，有汗，发热，药用香苏散加防风、柴胡、藿梗、苍术、厚朴，胸满加桔梗、枳壳，有痰加半夏，头痛加川芎。在《伤寒论》中，太阳证分伤寒、中风，此处虽然用了类似的划分法，但在症状上显然有别，所以未用"伤寒"或"中风"之名。

对阳明经病，张继科列出三种证候。一是阳明经证，用加减葛根解肌汤；二是阳明腑证，主用调胃承气汤；第三种则称为"岭表瘴气阳明感冒表证"，症状为发热自汗、额痛、鼻干、面绯，方用平胃散加葛根、白芷、藿香、桔梗，此证"不可拘太阳一经传来"。也就是说阳明经病既有与《伤寒论》中相似的证候，更有岭南特殊的一类，在传变规律上也不同。

对少阳经病，张继科分两类，一类是《伤寒论》的本证，用小柴胡汤和解；另一类则强调要加减变通，他说："瘴乡四时似夏，一雨成秋，感冒少阳之证最多，柴胡加减之法恒用。"此类更易转变疟病，故又指出"如少阳寒热，转为疟证，无痰不成疟，瘴生湿，湿生痰故也"，可见主要是兼挟湿邪，治疗上有一系列加减法。

总之张继科认为："五岭四时气多不正，用药之法，本诸六经。第变证多端，其方不能尽述，或为加减，亦因时、因地之不同也。"

从这些内容来看，张继科认为触冒瘴气的病证也可纳入伤寒六经辨证之中，并非前人所说的特殊神秘病因，只是在证治上要考虑地方环境特点。他以六经方法来总结瘴气外感治法，具体方药则与伤寒有别。张继科特别指出："北地苦寒，冬月天气凛凛，皮毛固密，取汗为难。仲景始用麻黄、桂枝，岭表瘴暖，不可拘方。"在其六经分证中，以三阳证更具岭南特色，至于三阴的变化则与内地相近，但也提出要"麻、附不可轻试"的特殊性。

另外，张继科指出，岚瘴外感以人体的内伤为基础，有各种复杂情况。他说："外感由于内伤，如嗜酒多热，膈上有痰，表药中宜加枳、桔、陈、贝以豁之；中气虚，脾有湿，表药中量加苍、半、陈、茯以瘳之；地暖郁火，上焦生热，一遇感寒，热包寒内，作胀喘嗽，表药中加枳、桔，量加麻黄以通之。先天不足，遇劳即病，表药过峻，暗损不觉，一愈即服补中益气汤以扶之。"

这里所说的中虚脾湿以及热包寒内等，都是岭南外感常见证候。他虽然主张岭南外感瘴气不可拘麻黄、桂枝等方，但对"热包寒内"又指出可以"量加麻黄以通之"，可见用药灵活，不拘一格。

各个时期流寓岭南的医家很多。以上4位对岭南疾病的认识较为深刻，在岭南本土医家尚未崛起之时，他们以较全面的理论认识，丰富了岭南医派的学术内容。

岭南籍的医家，真正有影响的可从宋初参修《太平圣惠方》的陈昭遇算起。以后岭南医界陆续成长，至晚清民国开始名家辈出。限于篇幅，本节选择 12 名岭南名医作为代表。

一、陈昭遇

陈昭遇，广东南海人。《宋朝事实类苑》载："陈昭遇，岭南人，善医，随刘鋹归朝，后为翰林医官。"他原本是供奉南汉王朝的医官。开宝三年（970 年）宋将潘美领军南下，在第二年攻陷广州，南汉王刘鋹投降，成为亡国之君，被召到北宋首都汴京（今开封），陈昭遇随行北上。

由于陈昭遇医术高明，到了开封他很快就被推荐到北宋朝廷为医官。《宋朝事实类苑》记载陈昭遇的自述说："我初来都下，持药囊抵军垒中，日阅数百人，其风劳冷气之候，皆默识之，然后视其长幼虚实，按古方用汤剂，鲜不愈者。"康熙《南海县志》记载："昭遇于医术无所不究，著述皆精博可传。往来公卿视病，对证多奇验。性又谦慎，以此被眷宠不衰。"可见上至皇帝，下至公卿，都非常赏识陈昭遇。因此后来他被任命参与《太平圣惠方》与《开宝本草》的编纂。

陈昭遇对学医还有着独到的见解，《历代名医蒙求》曾记载他的言论说："今之医者，皆言口传心记，历多达妙，反非好医。学者虽明方书，不会医病，岂胜我哉！夫习方书而治病未愈者，历少而未达应验，但不误命何足怪哉！其不习方书而善治者，因医失多而得悟其要也。"认为医学应在实践中学习和提高，仅背诵医书未必会医病。

（一）编修《太平圣惠方》

《太平圣惠方》是一本宋代医药巨著，由宋太宗亲自下令编修。康熙《南海县志》记载："太宗在藩邸，暇日多留意医术，藏名方万余首，皆有验。及即位，诏翰林医官院各具家传验方以献，又万余首，命昭遇与王怀隐等参对，编类成一百卷，御制序，名曰《太平圣惠方》，镂板颁行天下。"

宋太宗赵光义未当皇帝时就特别留心医学，喜欢收集名医验方，即位后下诏翰林医官献出验方，共收集到 2 万多首，命陈昭遇等负责整理编纂。负责编纂的共有四人，分别是翰林医官院使王怀隐、副使王佑、郑奇和医官陈昭遇。前三位分别是翰林医官院的院长和副院长，只有陈昭遇的身份是普通医官。可见陈昭遇最受重视，在《太平圣惠方》的编纂中应该起到了重要的作用。

宋太宗为《太平圣惠方》作序言说："令尚药奉御王怀隐等四人，校勘编类。凡诸论证，并该其中；品药功效，悉载其内。凡候疾之深浅，先辨虚实，次察表理，然后依方用药，则无不愈也。"亦即要求将 2 万多首验方与疾病对应起来，使读者既能了解如何辨证，又能从中选方治疗。陈昭遇等主要参考了隋代巢元方的《诸病源候论》，将验方归到各个证候中，最终编成 100 卷，分 1679 门，共有方剂 16834 首，卷一为脉诊，卷二为用药法则，卷三以后按类论述各科病症的源候与医方。淳化三年（992 年），《太平圣惠方》全书正式编成，宋太宗"令雕刻印版，遍施华夷"，向全国每个州都下发一套，并要求各州聘"医博士"一人，专门掌管此书。《太平圣惠方》还曾被赐给高丽，流传到了国外。

（二）参编《开宝本草》

康熙《南海县志》记载，陈昭遇"又尝被召，与医官刘翰、道士马志等详定唐本草，既成书，新旧药凡九百八十二种，并目录二十一卷上之"，所编即《开宝本草》。

自秦汉时《神农本草经》成书以来，历代都有不断增修本草书的传统，例如南朝陶弘景的《本草经集注》，唐代苏敬的《新修本草》（又名《唐本草》）等。宋太祖开宝五年（972年），尚御奉御刘翰与道士马志奉诏详定《唐本草》。刘翰与马志、崔煦、张素、吴复珪、王佑、陈昭遇等9人共同商议编订。他们以《唐本草》为蓝本，又参考《蜀本草》《本草拾遗》等，精选药物，共收载983种，由马志注解，翰林学士卢多逊等刊正，于开宝六年（973年）成书，定名为《开宝新详定本草》。到了开宝七年（974年），鉴于该书完成仓促，尚有误谬，宋太祖复诏马志等重订，成书后定名为《开宝重订本草》，共20卷，加目录一卷，分为玉石、草、本、禽兽、虫鱼、果、菜、米、有名无用等九类。以上均简称为《开宝本草》。此书编成后，同样雕板印行，因而成为我国第一部雕版印刷的官颁本草书籍，不过现已佚失。陈昭遇参与编集此书，说明他对药物也有深入的认识。

二、刘 昉

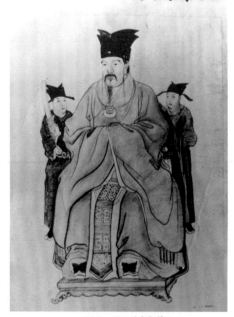

图 2-5　刘昉像

宋代广东海阳（今潮州）人刘昉（1080—1150年），又名旦，字方明，所著《幼幼新书》为儿科名著（图2-5）。刘昉的父亲刘允为海阳著名文人，据载其"于经史百家以至天文、地理、医卜诸书，莫不该贯"（《粤大记》），被列为潮州八贤之一，著有《刘氏家传方》。刘昉于北宋宣和六年（1124年）中进士，官至荆湖转运史，直秘阁。后直徽猷阁，直宝文阁，直龙图阁，三知潭州兼荆湖南路安抚使。南宋绍兴二十年（1150年）病逝于潭州。

《幼幼新书》书前有李庚序，记

载刘昉平素喜欢收集方书，尤其注重儿科，"每患小儿疾苦，不惟世无良医，且无全书，孩抱中伤，不幸而殒于庸人之手者，其可胜计？因取古圣贤方论，与夫近世闻人家传，下至医工技工之禁方，闾巷小夫试之秘诀，无不曲意寻访，兼收并录"，后来他命手下加以编选，形成了《幼幼新书》初稿38卷，但刘昉不幸去世，未能亲眼看见最终成书。其继任者继续完成这一工作，共编成40卷，付梓印行。

《幼幼新书》现传世版本主要为明万历十四年（1586年）陈履端刻本。明嘉靖万历年间，陈积田、陈履端父子以《幼幼新书》"心保赤子，具本、具末、具变，悉中肯綮"，但"板经兵火，亡失已久"，于是广为搜寻，经多年或购得，或传抄，"始获睹全帙，深慰天幸，且笔且读，领其要略"，于是进行整理付梓。但此本将刘昉原著删削达十分之三。后来日本发现了未改删的原抄本，1987年人民卫生出版社出版了点校本，即以日本抄本为底本，又参考他本及其他医书补充脱漏及佚文，共有论1207条，方7633首，灸法204条，较接近该书原貌。

《幼幼新书》集宋及以前儿科学术之大成。其中一些当时儿科名医的经验，全赖此书才得以保存。例如书中引有"班防御方"3首，按《东京梦华录》载："汴梁有专科医，如石鱼儿班防御、银孩儿柏郎中家医小儿。"可见班防御是当时著名的儿科医家，但其医术未能流传下来，幸赖刘昉著作保存了部分内容。当时一些未成书的经验在此书得到记载，尤为珍贵。如长沙医者郑愈的"救生一字散"及其医案如下：

"绍兴己巳（1149年）春，长沙排岸主忠翊幼子忽患慢惊，手足时搐，身冷汗出，四肢皆若绵带。诊其脉极微细。其家以谓必死矣，但胸前微暖，口中微气，为不忍弃尔。其郑愈忽投此药，至午间已少醒，至夜精神渐出，不三日而平矣。"

《幼幼新书》中最值得关注的是其中的《刘氏家传方》，刘昉称书中收录了"且先公大中所传，并平日手抄之方"，由于该书已佚，在《幼幼新书》中收录的虽然只有儿科方面的内容，但也极为可贵。据研究，现存《刘氏家传方》论1条，方125首，分见于《幼幼新书》中的27卷71门中。

《刘氏家传方》中一些方剂，利用了常见成方加减发展而来。如消毒犀角饮子，系由《南阳活人书》鼠粘子汤变来，而治疗范围包括"内蕴邪热，咽膈不利，痰涎壅嗽，眼赤脸肿，腮项结核，痈肿毒聚，遍身风疹，瘰毒赤，及疮疹已出未出、不透"，比原书有所扩大；又如镇心丸，治惊风热积，惊泻、痰涎壅嗽，是由《太平圣惠方》朱砂丸去腻粉，加全蝎、龙脑而成，后世亦有沿用。

《刘氏家传方》中有的方剂则是向民间收集而来，并且应用了南方常见药材。例如"吐泻生慢脾亦治久泻胃虚饼"方，药用丁香、藿香、木香、韶粉、大附子，以姜汁作饼，芡实煮水送服。方中"韶粉"即铅粉，古代主产于韶关故名。又有"治风痫惊风"方，以"芭蕉自然汁时呷一两口，甚者服五升"，和以青州白丸子合阴阳硫黄治惊痫，这里的芭蕉、硫黄均为南方常见药物。

刘氏方中用法灵活，如其"治惊和气止泻痢"方，由白术、甘草和全蝎组成，使用时灵活应用药引，如未泻，用金银、薄荷汤送；如已泻需止泻，则用米饮下。

《刘氏家传方》是广东最早的医书，《幼幼新书》保存当时的珍贵儿科医学资料，在儿科领域有着较大的影响。

三、丘 濬

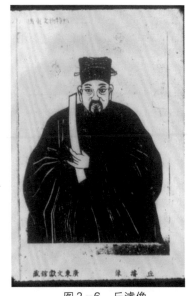

图2-6 丘濬像

明代丘濬（1418—1495年）（图2-6），广东琼山（今海南）人，于明景泰五年（1454年）中进士，历官掌詹尚书、文渊阁大学士，他究心医学，著有《本草格式》《重刊明堂经络前图》《重刊明堂经络后图》和《群书抄方》等。

关于丘濬有一个传说，据载："邱琼山七岁痘，亦遍身俱黑，父忧哭。一渔父烛之，跃然曰：紫垣中辅弼宿，落于此田舍翁家。取笔书辅弼二字于子背上而去。"痘指天花，是一种严重的传染病。渔父观察痘的分布形态，判断他将来可以富贵。果然，丘濬24岁高中广东解元，34岁进士及第，后来官至礼部尚书、户部尚书兼武英殿大学士。传说虽然有所夸张，但说明丘濬小时得过天花。之所以安然无恙，可能与其出生于医官之家，得到及时治疗有关。他的祖父丘普曾任临高（今海南临高）医学训科。明代的医户要世袭相传，丘濬父亲早死，由丘濬大哥承袭了医官职位，丘濬得以专攻举业。但这种背景也使丘濬对医学有较多的了解。

"医学训科"是明初时在各个地方州县设立的职位，职责是培养当地的医生。但由于职位低微，很多医生不愿意担任此职务，时间一长几乎名存实亡了。丘濬在其名著《大学衍义补》中强调医学的功能说："我祖宗内设太医院，外设府州县医学。医而以学为名，盖欲聚其人以教学，既成功而试之，然后授以一方卫生之任，由是进之以为国医。其嘉惠天下臣民也至矣！臣愿究成周所以谓之医生，国朝所以立为医学之故，精择使判以上官，聚天下习医者，俾其教之、养之；读轩岐之书，研张、孙之技；试之通而后授之职，因其长而专其业，稽其事以制其禄，则天下之人皆无夭阏之患而跻仁寿之域矣。是亦王者仁政之一端也。"（《大学衍义补》卷五）他提出应当将医学事业作为朝廷政务之一来加以重视，可惜未被重视。

丘濬重视医学，还体现在他编集的《群书钞方》一书中。此书成于明成化甲午（1474年）。关于此书编集的动机，丘濬说："仆偶读宋刘跂暇日记，见其所载避难止小儿哭法，因叹此法平世诚无所用之，不幸而遇祸乱，其全活婴孺之命当不可胜计。然单方不能以孤行，自是读诸家书遇有成方，辄手钞之，积久成帙，名曰群书钞方，借众方以行此一方，俾广传于久远耳。仆非知医者，其方良否，用者自择焉。"引起强烈感触的"避难止小儿哭"，是说在避兵乱时，用棉球渍甘草水，塞入小儿口中，小儿嘴被塞住，又甘甜可口，便不会哭喊引来盗贼或乱兵。据记载："兵兴以来，盗贼夷狄所及无噍类。有先期奔避，藏匿山谷林莽间，或幸以免。忽褓负婴儿啼，声闻于外，亦因得其处。于是避贼之人，凡婴儿未解事者，不可戒语者，率弃之道旁，以去累累相望。哀哉！"由于小儿啼哭可能导致全家被发现，不得已将婴儿抛弃，这种人伦惨剧令人心酸。丘濬读后，"叹此法平世诚无所用之，不幸而遇祸乱，其全活婴孺之命当不可胜计"。他要加以推广，"然单方不能以孤行"，于是就为此又继续抄录许多有用的验方，集成一册，"积久成帙，名曰

《群书钞方》，藉众方以行此一方，俾广传于久远耳"。这充分体现了丘濬的儒者情怀。

丘濬另外的著作《本草格式》《重刊明堂经络前图》《重刊明堂经络后图》都已失传，但有序言保留下来。在《本草格式》序言中，丘濬说："儒者之学，不但有性理之学，而又有物理之学焉。"他博读历代本草，发现颇有错漏，感叹说："窃念医书之有《本草》，如儒家之有字书也；不识字义者断不能为文，不识药性者又安能治病哉？是故欲识药性，先识药形，然所生之物，地各不同，不皆聚于目前也，不有纂要之书，又何自而识之哉？"因此他着手拟定《本草格式》及《采取条例》。从名称来看，是用于编写本草著作的体例，他批评历代编本草者，"所命执笔者多儒臣，儒者于方技固未能尽通，而专业方技者又未必能执笔，是以其书虽多，然皆博而寡要，泛而无实，非独无益于世，而或至于误人也亦有之矣"。他认为要真正编好本草，"须是足迹遍天下，然后可也"，不过由于他年事已高，自知"谅于此生终无可成之期"，著这两种体例格式，是期望"万一国家欲承前代故事、成一代之书以嘉惠生灵，或有以此闻之于上，择而用之，续而成之"。丘濬去世不久之后，明弘治皇帝敕令太医院刘文泰等编写《本草品汇精要》42卷，于1505年成书。此书体例上较以前的本草有所改进，不知是否参考过丘濬所定的体例。该书共收药物1815种，每种药物按名、苗、地、时、收、用、质、色、味、性、气、臭、主、行、助、反、制、治、合、禁、代、忌、解、赝等24例予以记述。可惜由于成书之际刘文泰等因故被处罚，该书书稿束之高阁，未曾付刊。

在《明堂经络后图》的序中，记载丘濬获赠镇江府所刻《明堂铜人图》，他见过于繁复，于是加以考订，并附《存真图》，请工人重新绘制并刻行。在序中他说："欲穷夫理，当自吾身始，吾身所具之理，所谓天命之谓性，率性之谓道，圣贤所以建图者，固已明尽矣。……予述此图，盖示学者以理气之所凝以成质者，而知其疾病根原之所自出而慎诸身。学者诚能察之目而究诸心，谨夫肢体之运动，顺夫气脉之流行，则可以奉亲尽孝、保身而全归矣。若夫世之学方技者，以之求十四经之流注、八法之运用、九针之补泻，亦未必无所助云。"

丘濬本人虽然未曾行医，但对医学可谓有全方位的了解，并做了许多整理工作。丘濬的儿子丘敦、丘京均知医。据载丘敦著有《医史》，其中有《运气表》《三因说》等，对医理颇为精通。惜亦已失传。

四、何梦瑶

何梦瑶（1692—1764年），字报之，号西池，晚年自号研农，南海云津堡（今广东南海）人（图2-7）。

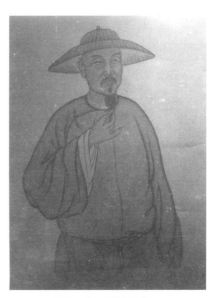

图2-7　何梦瑶像

何梦瑶自幼聪颖，10岁能文，13岁工诗，即应童子试。及长，博学多通，旁涉医学。康熙辛丑年（1721年），何梦瑶29岁，值经学家惠士奇督学广东，得为入室弟子，与南海劳考兴、顺德吴世忠、罗天尺、苏珥、陈世和、陈海六及番禺吴秋等一时并称为"惠门八子"。雍正甲辰年（1724年），惠士奇再督粤学，对何梦瑶举优行特免检试，且说："何生文行并优，吾所素悉。"赞誉何梦瑶为"南海明珠"。

何梦瑶后来官历广西义宁、阳朔、岑溪、思恩等知县，又任奉天辽阳（今辽宁辽阳）知州。乾隆庚午年（1750年）何梦瑶返乡，先后任广州粤秀书院、越华书院、肇庆端溪书院讲席。他学问广博，精通诗文、音律和数学，著有《皇极经世易知》《算迪》《庚和录》《菊芳园诗钞》《岑溪县志》《庄子故》《肇庆府志》等书。医学方面有《医碥》《伤寒论近言》《人子须知》《三科辑要》，后人辑集为《医方全书》。其中《医碥》与《伤寒论近言》学术成就最为突出。

（一）《医碥》的成就

《医碥》是何氏医学代表作，有颇鲜明的学术特色。全书的医学思想取法河间、丹溪，反对滥用温热。何梦瑶在《医碥》自序中，借他人之口说：

"方今《景岳全书》盛行，桂、附之烈，等于崐冈，子作焦头烂额客数矣。人咸谓：子非医病，实医医。是书出，其时医之药石欤！'碥'当作'砭'。"明代温补学派盛行，医界温热之风颇盛，何梦瑶对此持批评态度。

何梦瑶曾有《留别刘文昭》诗说："桑采岩边忆结邻，一株仙杏镇长春。剧来黄独频分我，辨得青勃遍示人。十载出山同小草，何时采药共芳晨。壶天旧有移家约，终向河间事守真。"在另一首《哭宣调弟（之三）》中也有"壶天新傍守真居"的句子。屡次提到的"守真"，为金代河间人刘完素的别字，刘完素以倡"火热论"著称，又被称为"寒凉派"。于此即可见何梦瑶反对滥用温热的倾向。

《医碥》重视对火热证的论治。书中指出火有多种，气有余便是火即实火，而"气不足亦郁而成火"属于虚火，其他如论"外感风寒湿气闭郁表气成热""内伤饮食生冷之物致火被遏愈怒"等都可见到刘完素的影响。何梦瑶对当时医界治火热证用热药的"引火归元"论进行了批评。他说："肾水虚……此水涸火炎之证，上下皆热，医者动用桂附，辄云引火归元，不知引归何处，以致酷烈中上，烁涸三阴，杀人如麻，为祸甚大。"何氏认为此证根本在于肾阴虚，便不应用桂、附热药。此说甚得名医王孟英等赞同，称："妄援引火归元之说，不啻抱薪救火矣。古书辨别不清，贻误非浅，惟叶天士先生《景岳发挥》、何西池先生《医碥》发明最畅，学者所当究心也。"

医界中又有"夏月伏阴"说，往往被作为夏月用温热药的依据。元代朱丹溪作《夏月伏阴在内论》曾批评："世言夏月伏阴在内，此阴字有虚之义。若作阴冷看，其误甚矣。……若于夏月火令之时，妄投温热，宁免实实虚虚之患乎？"但明代张景岳持不同意见，作《夏月伏阴续论》说："夏月之阳尽浮于外，则阴伏于内矣，阴盛则阳衰也，非寒而何？阳浮于外，则气虚于中矣。气虚即阳虚也，非寒而何？此固不易之理也。然而尤有显然者，则在井泉之水，当三冬之寒冽，而井泉则温；盛夏之炎蒸，而泉源则冷。此非外寒内热，外热内寒之明验乎？"何梦瑶在《医碥》中作"夏月伏阴辨"，绍述丹溪而反驳景岳，指出后者的说法"似是而非"，"人身之气，与天地通，固从天时而变，亦随地势而移。既有东西南北之殊，岂无上下高深之别。人之身固在地上也，非在地中也。设夏时而身处井中，则不特内寒，即外亦寒矣。

尚得如其说谓外热内寒耶？然则置身地上，不特外热，即内亦热，自可反观而见矣"。他的观点是夏月炎热，人多伤津，甚则阴虚，"不滋金水，而补火土，吾见其惑也"。他不但提出自己的不同观点，更能从逻辑上指出对方的错误，体现了较高的理论能力。

(二)《伤寒论近言》

何梦瑶于1759年著成《伤寒论近言》，是现存最早系统研究伤寒论原文的岭南专著。明清医界有关《伤寒论》研究中的一个焦点是原文编次问题，对此何梦瑶认为原书面貌已不可考，故以理相贯，亦无不可，王叔和编次及所增《伤寒例》等，"祖述《内经》，弁冕仲景"，有其可取。

受刘完素的影响，何梦瑶认为伤寒的主要病机是阳气拂郁。由此他在伤寒病因上，反对"风为阳邪"之说。《伤寒论·太阳篇》有中风、伤寒二证。金代成无己《注解伤寒论》指出："风，阳也。寒，阴也。风则伤卫，发热汗出恶风者，卫中风也。"由此形成"风为阳邪"的说法。清代徐大椿说："风为阳邪，最易发热，内鼓于营，则邪汗自出。"似认为中风发热是由于病邪的属性所致。

何梦瑶对此有不同看法。他认为风、寒均为阴邪，只是程度不同，伤卫、伤营分阴阳，其实是指风、寒所中的人体部分而言。他说："风为阳邪，言风为卫分之邪；寒为阴邪，言寒为营分之邪。阳以卫言，阴以营言，非谓风属阳，寒属阴也。"这是指邪气侵犯人体的浅深不同而已，不能用来指风、寒二邪的性质。何梦瑶进一步指出："冬月风厉寒严，总皆阴气，特有风始寒，不若无风亦寒之冽。因以伤之在营而深者为寒，在卫而浅者为风耳。要之寒甚之时，无风且寒，况加之以风乎？风寒皆能伤卫，皆能伤营，必强为分别，谓风伤卫而未及于营尚通，谓寒伤营而无与于卫，则卫居营外，未有不由外而能及内者也。"

因此何梦瑶认为"风属阳，寒属阴"为谬说，至于证候表现的有汗与无汗，也与病邪阴阳属性无关，"则以伤卫邪浅，腠理虽闭而不闭，则肌表之气，早已郁于中；不固则热蒸之汗，时复透于外。伤营邪深，不特闭而且固矣。此有汗无汗之分也"，亦即有汗及无汗主要因为郁的程度有轻重之别。

在此基础上，何梦瑶认为伤寒"当分直中寒证、传经热证"，"所伤者虽为外之风寒，而所病者实以内之郁热也"。这种郁热为病之说，是继承刘河间的伤寒思想而来的。

何梦瑶生活的时代，温病学说正在江南兴起。何梦瑶对叶天士的论述尚未了解，但他对寒温之争的主要问题都已提出见解。他主张寒温分治，质疑将《内经》"冬伤于寒，春必病温"解释为寒气潜伏之说云："人身元气壮实，邪不能入。邪之所凑，其气必虚。使虚在火而寒邪，则寒邪深入骨髓，当为直中矣！岂能安然待至春夏而后发也？使虚在水而热耶，则寒热不同气，势必拒击，安能耦居无猜，历春而至夏也？"又质疑寒邪变温之论云："内藏者为寒邪矣，不识久藏骨肉中，依然不改其寒耶？则其发也，仍是寒病，不应变为温热也。如以为随时令而变耶，则沉阴沍寒，忽转温热，正是阳回佳兆，又何病之云也？"所以何梦瑶认为温、暑"二气自能为病，安知非感温气者自病温、感热气者自病热？而何必种根伏蒂于冬寒也"。

在此基础上，何梦瑶赞同对于不同季节的外感应用不同治法的观点。他说："春夏感风邪而病，与冬月伤寒，皆须发表，但冬用辛热，以外热而内未热，因冬时阳气潜伏，未甚发动故也。若春夏则阳气大发，表里俱热，宜用辛凉双解矣。感气邪而病温、暑，亦用辛凉，但凉多辛少，汗多者加敛汗之药为宜。若其人阴虚火炎，因春夏阳气大发而病热，初不因感风寒与温暑之气者，此即经所言冬不藏精，春必病温，自是内伤一门，只从内治，不关于表也。"将"冬不藏精，春必病温"视作内伤热病而非外感，这也是何梦瑶颇有特色的论点。

何梦瑶是清代在全国具有重要影响的岭南医家。著名学者、文学家袁枚在《随园诗话》中说："余慕何君之名，到海南（当为南海）访之，则已逝矣。"以不能亲见为憾。江南著名医家陆以湉《冷庐医话》说："南海何西池梦瑶《医碥》，余遍求之苏杭书坊不可得。丁巳冬日，从严兼三借录一部。"他评价"书中时出创解，颇有裨于医学"。

五、陈复正

陈复正，号飞霞，清代惠州府（今广东惠州）人，约生于17世纪末，卒于1751年（也有认为是1736—1795年，但据《幼幼集成》成书时间，应为前者），于乾隆十五年（1750年）辑订《幼幼集成》。

陈复正自幼多病，于是入罗浮山拜长际天师为师，修习道术，兼研究医学。后来他云游四方，以医药济世。自述云："凡绅衿士庶、名公巨卿，以及至贱至微者，盖尝随缘而方便之，其临证救治之多，有非笔楮所能罄。"他对医术名家，推崇明代李时珍、张景岳及清代喻嘉言和吴谦，认为《医宗金鉴》有益医道，但唯独其中幼科部分"不无遗憾"。又见世人所谓"惊风"一证，"在在讹传"，为害甚大。为了纠正时弊，于是编集此书。

陈复正重视儿科与其道教理念有关。正如书前礼部侍郎裘曰修的序言所说："君学仙好道，瓢笠哂然。吾闻道家者流，以老氏为宗。老氏言三宝，其一曰慈。夫慈为道大矣，固不独幼幼，然幼幼则所谓慈，君本此意行之，而将托是书以为婴儿孺子之福，岂仁人长者所乐与哉！"陈复正此书为求全面，广泛汇集前人之论，但明确指出："是书虽云编辑，而幼科家言又未敢尽信以为确，其理明义畅有裨实用者取之，浮泛不切者去之。间有未妥之处，即参以鄙见并素所经验者成全之。"可见书中贯穿着他的个人思想与经验。

《幼幼集成》的特点，以书前周虚中所概括的为最精要，即"辟惊风之悖谬，晰指纹之精微，与乎神火之功验"，分别介绍如下。

（一）论小儿惊风

惊风古称儿科四大要证之一，一般多从火、从风论治，多用寒凉治法。陈复正见此流弊甚大，故书中极力反对"惊风"之名，以免误导医者。他说"举世儿科满口惊风，而举世病家亦满口惊风"，"习俗相沿，竟成一惊风世界"，"幼科诸君，临证不察病源，唯以惊风二字，横于胸臆。及至诊视，但见发热昏沉，即以惊风名之，辄以开关镇坠，截风定搐之死法，以治变幻莫测之伤寒，抑遏其表邪，邀拦其出路，乃至荼毒致死"。

小儿惊风证在临床上是存在的，陈复正主要是认为"惊风"之名容易误导治法，因为"风"字容易理解成病机，他说："谬谓小儿之病，悉由惊而生风。误以伤寒无汗之表证为急惊；以伤风自汗解肌证为慢惊；以脾败胃伤竭绝之证为慢脾。"其实前人所立"慢惊风""慢脾风"之名，已经注意区别惊风并非均是急证、热证，但总难免有人误解。所以，陈复正主张以"搐"易"惊"，将急惊风、慢惊风、慢脾风分别称为误搐、类搐、非搐，创立"三搐"新说。此说以症状来命名，可以避免人们有倾向性的病机解读。陈复正逐一分析"三搐"病机，辨证论治。

误搐，陈复正认为"即伤寒病痉也"。此证由风寒湿所致，虽有身热，俱皆表邪，非火热之比，治疗以解表疏解为先，不可妄投镇坠之品。

类搐，"即幼科所云惊风余证者是也"，由迁延而致，"间有变为搐者，搐非固有，所以谓之类搐"，其症状"皆属于火之例"。此类可以用清热之法治之。

非搐，"即幼科之慢惊风、慢脾风是也"。陈复正特别强调"小儿大吐大泻，久病后，脾胃败绝，昏睡露睛，虚痰来往，此竭绝之证"，这绝非"风"症，所以不要用"风""搐"这样的病名，强调"因体东垣非风之意，竟以非搐名之，使后人知此等证候，全非风搐，而治风治搐之法，远摒三舍，庶可以保全竭绝"。其治因于吐泻者六君、理中辈是也。

陈复正的"三搐"说，反映出在古代的医学知识传播中，即使有系统的治法，有时也会被不知变通的俗医和望文生义的民众所误解，带来不良后果。所以需要正名并正确引导。

（二）论小儿指纹

小儿指纹诊法，首见于宋代许叔微的《普济本事方》，后来宋代刘昉、元代滑寿、明代万密斋和王肯堂等都有所阐发。由于小儿脉象异于成人，仅凭脉诊不易诊断病情。鉴于小儿皮肤幼嫩，手上脉络清晰，所以古人发明了观察小儿食指脉络以判断病情的方法。对于此法，存在一定争议。有的医家认为意义不大，也有医家将其发展成繁复的诊断方法。陈氏认为这两种"皆未明纹中之理"。他分析了指纹诊法的原理说："盖此指纹，与寸关尺同一脉也，按《内经》十二经络，始于手太阴。其支者，从腕后出次指之端，而交于手阳明，即此指纹是也。"指出"盖此指纹，即太渊脉之旁支也，则纹之变易，亦即太渊之变易"，因此有一定诊断意义。并且指出指纹诊法对于儿科来说，确实有必要，因为"小儿每怯生人，初见不无啼哭，呼吸失乱，神志仓忙，而迟数大小。先失本来之象，诊之何益。不若以指纹之可见者，与面色疾候相印证，此亦医中望切两兼之意"。

但是陈复正反对过分夸大指纹诊法，提出了一些简要的总结。在用于辨证时，有如下口诀："浮沉分表里，红紫辨寒热，淡滞定虚实，三关测轻重。"用于判断疾病轻重的口诀为："初起风关证未央，气关纹现急须防。乍临命位诚危急，射甲通关病势彰。"这些总结成为后世医家诊察指纹的辨证纲领，至今临床上仍有较大的参考价值。

（三）论"神火"等治法

陈复正特别重视儿科中的灯火疗法，称"火功为幼科第一要务"，"夫婴儿全身灯火，诚幼科第一捷法，实有起死回生之功"，谓"盖小儿受病，由其经络凝滞，脏气不舒，以火散之，正欲使其大叫大哭，方得脏气流通，浑身得汗，荣卫宣畅"。所以他称之为"神火"，并且"绘图作歌，公诸同志"，认为此法"急迫之济，可以回春顷刻"。

陈复正将灯火疗法发展为"全身灯火"，共六十四燋，即针对 64 个穴位依次进行操作。他详细介绍操作方法与注意事项说："用火之时，倘值寒冬，必于房中燃烧明火，使儿不致受寒。灯草大小适中，以麻油染用。令老练妇人，抱儿解衣去帽，从左耳角孙起，总依后之歌诀用之。凡用火不可姑息，勿谓火数太多，悯其难受。盖小儿受病，由其经络凝滞，脏气不舒，以火散之，正欲使其大叫大哭，方得脏气流通，浑身得汗，荣卫宣畅，立时见功。此火暗合周天，不可减少，少则不效，若救脐风，非此不可。"他绘集成神火图，作"集成神火歌"以便于记忆和流传。他还介绍了急救的方法，指出倘涉久病体虚，忽然精神溃乱，人事昏沉，则须用"回生艾火"挽之。具体操作以隔姜灸尾闾、命门，每穴以三炷为度，而后再取脐下阴交穴依前灸之。功能回散失之元阳，收归气海，固其根蒂。

《幼幼集成》中的精华内容还有很多，例如书中有九条"神奇外治法"治疗儿科热病："疏表法"治邪热在表，能疏通腠理，宣行经络；"清里法"治邪已入里，能滋阴退热，拔毒凉肌；"解烦法"治毒盛热极，能清心散热，止啼哭；"开闭法"治风痰闭塞，以药布包从头项背胸四肢往下热熨，开辟大络之痰塞，通阴用升降之融道；"引痰法"治痰喘有升无降，好醋和作小饼，贴两足心，上病下治；"暖痰法"治疗胸有寒痰，将姜、附捻成一饼贴于胃口，以润痰暖痰；"纳气法"治疗小儿虚脱，将吴茱萸、胡椒、五倍子作饼封肚脐以纳气归元；"通脉法"治小儿邪闭经络，阳不布散于四肢，能通经络，回阳救逆；"定痛法"治小儿胸中饱闷腹痛，以食盐炒热向胸腹从上熨，能软坚止痛。

书中又有8首以"集成"命名的方剂，是陈复正擅用的精华验方。其中有治疗三焦郁热的集成沆瀣丹；治疗积毒内滞的集成三仙丹；治疗咳嗽抽搐的集成金粟丹；治疗久痢的集成至圣丹；治疗瘰疬的集成白玉丹；保产护胎的集成三合保胎丸；消食健脾的集成肥儿丸；化痰定痫的集成定痫丸。以"集成沆瀣丹"为例，陈复正将其广泛应用于治疗胎病、发热、咳嗽、伤湿、黄疸、胀满、痢疾、丹毒、口疮、舌病等疾病。他说："此方古书未载，得之异授……予生平最慎攻伐，惟此方用之最久，功效莫能殚述，真济世之良方。"

陈复正《幼幼集成》在医学思想与治疗经验等方面，对清中期以后的儿科影响很大。其著作版本众多，广泛流传。

六、邱　熺

邱熺（1774—1851年），字浩川，广东南海人（图2-8）。青年时科场失意，于是前往澳门谋生，被东印度公司聘为买办。在牛痘接种术传入中国之时，邱熺受洋行之托前去学习种痘，从而成为在中国传播牛痘术的先驱者。

18世纪末，英国医生琴纳在中国人痘接种术的基础上改良成牛痘接种术，在欧洲推行不久，即传至中国。邱熺记载："嘉庆十年（1805年）四月，由小吕宋舟载婴儿，递传其种（注：指牛痘苗），以至澳门。予时操业在澳，闻其事不劳而有

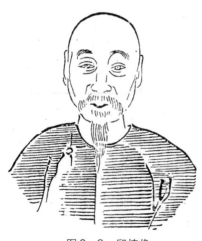

图2-8　邱熺像

效甚大也。适予未出天花，身试果验。泊行之家人戚友，亦无不验者。"（《引痘略·邱熺序》）

但是此次传种未能成功延续下去。到嘉庆十五年（1810 年）又有外国商人从菲律宾传痘苗至澳门，于是广州十三行洋行商人伍敦元、潘有度、卢观恒，合捐数千金，让邱熺等两人传种，成效明显。邱熺记载说："于是洋行好善诸公，以予悉此，属于会馆专司其事，历十数寒暑，凡间途接踵而至者，累百盈千，无有损失。"（《引痘略·邱熺序》）

但由于牛痘术是外国事物，一些中国人不甚相信，"忌之者有人，疑之者有人"，流传不广。为此，邱熺于 1817 年著成《引痘略》不分卷一册，他在序言中曰："此法予既得之最先，且行之无误，用敢笔之于书，以质之于世。爰取其法之历验者条述之，并绘为图，都为一帙，仁人君子，知有此法。"（《引痘略·邱熺序》）这成为中国人记述牛痘的第一本专著，以后曾以各种名称一版再版。

在《引痘略》中，邱熺尝试运用中医学术理论解释牛痘。书名取"引痘"二字，就是基于中医传统的"胎毒"理论。中医认为天花是胎毒导致，传统人痘接种术接种在鼻腔内，即"鼻苗法"，可使所种之痘由主鼻窍之肺传至心，再至脾，至肝，至肾，引胎毒自骨髓依次达于筋、肌肉、血脉、皮毛，"历五脏层递而出"，达到解毒之效。邱熺借用这一理论，指出牛痘术方法更加优良。一方面，牛痘毒性比人痘低，"牛之患痘必轻，以之传人必然无害"；另一方面，牛痘接种于臂上，比用鼻吸更安全。他指出在上臂种牛痘，即是种于手少阳三焦经的消泺、清冷渊二穴，"三焦者，人身最关要之府"，因而可以引毒外出，"故凡种痘，皆用引法，而引毒从皮毛血脉肌肉筋骨同时而出，则牛痘为最捷也"（《引痘略·引痘说》）。

牛痘接种得当是安全的，但中间也有一些具体问题需要注意。邱熺就种痘前后的护理及注意事项作了论述，如接种的时机、辨别真痘与假痘、种痘后反应的处理等。例如种痘后，痘历经五脏发出，"间有夜睡略惊搐，略烦躁者，主心经也；有略多眼眵者，主肝经也；有略作渴，略作闷呕及泄泻者，主脾经也；有略咳嗽及喷嚏者，主肺经也；有夜睡齿乞牙者，主肾经也"（《引痘略·出痘时宜辨》），这些都是毒发的正常征兆，无需服药。但有些并发症就要用中药治疗。例如痘损破脓水不止，可用绵茧散；痘溃烂，用灰草散、白龙散、豆灰散；痘溃烂流血不止，用败毒散；痘破成坑不能合口，用生肌散等。这样使种牛痘的过程更加安全。

由于当时还不能人工生产牛痘苗，需要以人传人，即在前一个接种者身上取苗。邱熺说："牛痘法全在养苗。此苗始自外洋，嗣后以人传人，贵在连绵不绝。"他摸索出两种传种的方法：其一，靠人身接种后出痘的痘浆为种代代相传。他将来接种的婴儿分为八日一批，每次接种后大概八日左右浆满，下次即在上一批接种过的婴儿中，挑选健康无病者，选择其所出"色若珍珠宝光者"之痘作为"佳苗"，取浆接种于下一批婴孩身上，如此循环不绝。而为了保持来种痘的婴儿不间断，在洋行商人的资助下，邱熺设"果金"送给种痘小儿，以之作为"留浆养苗"之费，这样既方便贫家种痘，又吸引更多人前来，保证了疫苗源源不断的供应。其二，由于取鲜浆法难以传播更远，他参考了传统人痘术的方法，探索可用痘疮的痂皮，密封后"可以留十日半月"；又发明了"干苗法"，即将浆苗干后封藏，"可留三两日"（《引痘略·度苗法》）。这大大推动了牛痘的传播。例如在京传痘的南海籍官员曾望颜，就是因读邱氏著作知道干浆可用，遂"索诸粤，寄至"，于是在京师南海会馆设种痘局传播开去。

邱熺从事牛痘术传种声名远播，当时权贵如曾国荃、阮元等均延请其入署施种，曾国荃并赠"勿药有喜"匾额一块。两广总督阮元在邱熺为其裔孙种痘之后书赠诗曰："阿芙蓉毒流中国，力禁犹愁禁未全，若把此丹传各省，稍将儿寿补人年。"其中将"阿芙蓉"（鸦片）与"丹"（丹苗，即牛痘苗）并论，感慨同为洋物，功过何殊！

邱熺去世后，他的儿子邱昶仍继续种痘事业，并得到官府的支持。邱熺敢为人先，著《引痘略》大力推广，使牛痘术终于得到了世人的认可。

七、潘名熊

潘名熊（1807—1886 年），字兰坪，广东番禺西村人。他精研典籍，博古通今，精医、工诗，尤善琴。曾学琴于黄广文琴师，并好谈禅理，常出入于山寺禅院，有诗说："少日追思乐有余，知交相聚穗垣居，禅林多半常游地，绿酒青琴伴读书。"故颜其书斋曰"评琴"以志意。有《评琴书屋诗草》二卷行世。

潘名熊于读书之暇，精读医学著作。当时江南温病名医叶天士的著作开始传入岭南，他对叶氏《临证指南医案》一书极为推崇，认为"诚学医者暗室明灯，患病者孽河宝筏"。他精研此书，善用叶天士方法治疗各种疾病，时人称他"证无论大小，按方诊治，无不应手奏效"，"穗城市近知名早，黍谷春回起色多"。潘氏著《评琴书屋医略》，供子侄学医之用，后又著成《叶案括要》一书，对叶案进行发挥。他的著作标志着温病学术在岭南得到了立足与发展。

（一）《评琴书屋医略》的成就

《评琴书屋医略》三卷，于 1865 年著成，1868 年在广州刻板刊行，后杭州三三医社铅印重版。潘名熊说："儿侄辈从师羊城，余虑其功课之余，风寒不慎，饮食不节，因订外感、春温、暑、湿、泻、痢、疟七症方与之，庶免临渴而掘井。"后因成效颇佳，于是复增入"头、心、腰、腹、胁、脚、耳、牙、疝气、痿躄、诸痛、小便、大便、衄、吐、诸血，又消渴、呕吐、噎膈、反胃、霍乱、黄疸、淋浊、癃闭、遗精、咳嗽诸症"，成为一本外感内伤兼备的简明医著。

潘名熊称此书仅是挑选"实人生所易患，且又每见时医误治，而世人受其害者不少"的病症，所以全书并未能全面反映他的医学成就，但其中可取之处也颇多。《三三医书》称誉其"外感内伤已备其要，说理通达，立方平稳，既无伏邪之患，亦无伤元之忧，得此一篇，不难按病拣方，可免庸医药误，其功溥矣！全书简明赅备，不偏不倚，而感冒分四时论治，春温多从叶法，尤有心得"。

因为目的是"俾不知医者，亦得自为调理，不致为庸医所误"，故书中内容"仅从粗浅立论，方药亦从平稳立法"，以便于人们对症选用时不出差错，"方立祇取平淡，不尚神奇。但因症加药处，又不得不选入大辛热大苦寒之品，以防剧恙"。潘氏提醒说"初起轻恙按法服之，谅易就痊。至若久恙、重恙，又不敢谓能尽奏效也"，则当另行就医。

《评琴书屋医略》首卷含外感、春温、暑、湿等内容，大部分以温热思想立论。书中对外感分春夏秋冬四时论治，"盖以为四时主气不同，兼挟之气亦有异"，而"因时用药，治法较妥"。主要方法是：

①春日受气，其气已温；春主升泄，即感冒变忌大发汗。方用北杏、紫苏梗、鲜嫩竹叶、神曲、栀子壳、葱白、淡豆豉、甘草。

②夏伤于湿，当佐以去湿；夏易感暑，又当佐以清暑。方用北杏、滑石、青蒿梗、冬瓜皮、神曲、甘草梢，加鲜莲叶及葱为引。

③秋伤于燥，辛温药宜少用。药选北杏、枇杷叶、梨皮、鲜莲叶、鲜紫苏叶、神曲、甘草。

④冬伤于寒，且冬主藏，用药辛散些不妨。药用北杏、紫苏叶、防风、神曲、甘草，加生姜、葱为引。各方还有加减法。用药轻清，以清热保津为要旨，且多加建曲一味以消食导滞。

对于春温之证，潘名熊从伏邪立论，指出"寒邪久伏，已经化热，且入春感于少阳，大旨以清凉为主，故古人用黄芩汤，清心凉膈散，诚以苦寒坚阴为正治"。在治疗过程中特别强调"最忌辛温散药，劫伤津液，与寻常外感治法不同"。一般情况下，伏邪受内热引动，潘名熊则强调要先辛凉透邪，"必先用微辛凉以解新邪，如葱豉汤最为捷径。表分肃清，然后进苦寒以清里热"，反对用柴葛羌防之品"发汗伤津"。其整体治法包含了叶天士之卫气营血各阶段。

《评琴书屋医略》外感一节后面提到："南方风伤卫者多，寒伤营者少，如确伤寒，自有仲景师伤寒证治可考，不复赘。"可见所列出只是针对南方普通外感的简易治法，并不排斥伤寒治法。

（二）《叶案括要》

《评琴书屋医略》付梓后，潘名熊又从《临证指南医案》及《叶案存真》中，选取其方之妙、论之精者，或曾经自己实验有效者，于1871年著成《叶案括要》（以下简称《括要》）八卷，1874年在广州刻板刊行。潘名熊特别赞赏叶天士，常向亲友推荐学习叶天士医案，因"念看书易而记书难"，于是辑选医案精华，"作为四言歌括，使之熟读，得歌括中数言，即可记叶氏书中全案，斯临证有所指归焉"。

以此书关于肝风的整理为例，叶天士《临证指南医案》"肝风门"有40多案，《叶案括要》大约整理了17则，编列成歌诀并加按语，其中有6则附有潘名熊的验案以作参证。例如其中一例，原文为：

> 某（妪）脉右虚左数。营液内耗。肝阳内风震动。心悸眩晕少寐。（心营热）
>
> 生地　阿胶　麦冬　白芍　小麦　茯神　炙草

而《叶案括要》云：

> 厥阳肝风，内扰心悸，少寐眩晕，服此足贵，地冬胶芍，麦神草济（心营热）
>
> 生地三钱　麦冬三钱　连心小麦四钱　炙草五分　阿胶一钱
> 白芍一钱半　茯神三钱

> 案云：脉右虚左数，营液内耗所致。妇人中年后，形瘦液枯，多患是病，此方治之最佳。是证多见口苦咽干，加大金钗斛二三钱（案中多写石斛，近日市中写石斛，必用次的，必须写大金钗斛，枣仁一二钱亦妙）。

> 家慈大人恒患此恙，熊先生用方加此二味，或再加入炒杭菊八分，合炙草以辛甘化风，蜜制乌梅一个，助白芍、炙草以酸甘化阴，亦即佐金斛以苦酸泻热，治之无不即愈。

不仅有案语、有药物分量，还有个人验案，足资佐证学习。

《叶案括要》一书后还附有一篇"六经见症歌"，归纳学习伤寒的要诀。对于伤寒与温病之区别，潘名熊宗奉叶天士的主张，他说："伤寒症，必须用足经之方；春温暑湿症，又当转用手经之药。故叶案中有云：伤寒论六经，暑湿论三焦，最忌柴葛足六经之药。医倘手足不分，寒温混治，夭人寿算，何异操刀？"

此外，《叶案括要》中，潘名熊还将自己验案中的方药总结为潘氏甘露饮、藕汁十黑丸等十首自制方，此为其经验心得。

八、朱沛文

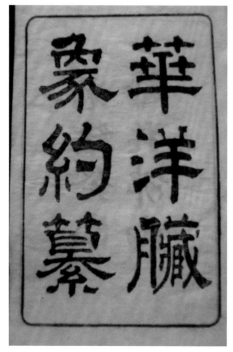

图2-9 《华洋脏象约纂》书影

朱沛文，字少廉，一字绍溪，广东南海人，具体生卒年不详。现存著作有《华洋脏象约纂》四卷（图2-9），有光绪十九年癸巳（1893年）佛山首刻本，后经章炳麟收入《医学大成》，更名为《中西脏腑图象合纂》，有光绪二十三年丁酉（1897年）宏文阁石印本。

据《华洋脏象约纂》书前朱沛文兄朱碧文于1892年作的"引言"介绍，朱沛文父亲是医生，曾临证六十年，数十里内人以"华佗"奉之。但父亲过世后，朱家生活立见困顿。朱沛文排行第八，他应试科举，1887年广东首次录取医学经古时得学政汪柳门取录，为当时所录医学经古2人之一。但举业不利，在亲友劝说下，开始继承家学，以医为业。

朱沛文生活在社会变革的清末，身在广东的他深切感受到西方科技文化的冲击。朱沛文自述曾经"兼读华洋医书，并往洋医院亲验真形脏腑"，曾真正地学习和了解西医，而不是像一些社会民众那样对西医充满偏见。他的著作《华洋脏象约纂》体现了客观比较中西医学的理性精神。

近代西方医学从广东传入后，给人们最直观的印象是西医特别擅长解剖，西医著作中的解剖图都精细逼真、比例合理，而且有根有据。与其比较，人们发现中医学著作中对人体内脏的论述有很多不同。《华洋脏象约纂》一书的主旨是"杂汇华洋脏腑官骸体用异同之说，采其浅而易明、简而有要者，笔而成帙"。他采取了合理的科学研究方法，即"参互考订以绳其谬，芟削修饰以正其非，旁征博引以汇其全，触类引申以穷其奥"，将中西医理论逐一罗列论点，对比双方观点，然后结合临证应用进行评价。

此书的主要思想有以下几点。

（一）通其可通，并存互异

朱沛文通过汇集中西理论，认为中西医学各有所长，应该"即华洋诸医之说合而参之"。

具体从脏象来说，朱沛文指出中西医不少有关人体的论述表面上不同，但实质上有相通之处，西医的解剖知识有助于理解中医脏腑功能。例如西医解剖生理中介绍了肾脏在泌尿系统中的作用，朱沛文指出"足以疏证内经'肾为水脏'之旨"。又如西方医学指出胆贮胆汁，有助于消化，朱沛文指出可帮助理解和印证《黄帝内经》"胆病者呕苦，胆汁泄"等经文。又如西医解剖精细地区分了动脉、静脉和微细血管，朱沛文指出："若洋医剖验死人，据有形者而言，故血脉管、回血管、微丝血管均能确凿有据……而回管、紫血等义，尤能补古未备，习华医者所当兼究也。"

但是中西医也有明显不同的理论，例如，中医认为"心主神明"，西医解剖生理则证实人的思维意识是由大脑掌管的。在这个问题上，朱沛文提出了一种有价值的认识方法，即从临床应用来判断。朱沛文指出："心所生者谓血，心所藏者谓神，华义甚确。惟洋但以心主行血，而一切知觉运动，其功皆属之脑。故一切血病，华洋皆知治心；其一切神病，洋但知治脑。岂知心为藏神之舍，脑为运神之机，缘脑由肾所生，心与肾有表里交通之义，病则相连。故凡神病者，心肾兼疗为允。"

与此相似的还有肾与脑的关系问题。中医认为肾主生髓、脑为髓海，因此脑的病变要补肾，但西医解剖并不认为肾与大脑在结构上有什么直接关联。对此，朱沛文完全是结合临床治疗来评价的。他从中医角度指出："肾水亏则脑亦缺，而左尺之脉亦虚，苟滋其肾水斯脑复满矣。若肾火炽则脑亦热，而右尺之脉亦实，苟平其肾火斯脑热亦消矣……按法治疗，验如桴鼓。"所以他坚定地说："谓内肾非脑之原，脊髓非脑之本，吾不信也。"

因此朱沛文主张对中西医"通其可通，并存互异"，提出对待中西医理论的一个总的原则，即"各有是非，不能偏主。有宜从华者，有宜从洋者"。

（二）比较中西医学方法

中西医为什么会有这么多不同，朱沛文从方法论的角度进行了说明。其书中有一段著名论断说：

> "大约中华儒者，精于穷理，而拙于格物；西洋智士，长于格物，而短于穷理。华医未悉脏腑之形状，而但测脏腑之营运，故信理太过，而或涉于虚。如以五色五声配五脏，虽医门之至理，乃或泥而不化，则徒障于理，而立论转增流弊矣；洋医但据剖验脏腑之形状，未尽达生人脏腑之运用，故逐物太过，而或流于固。如五脏开窍于五官，五志分属于五脏，本人身之至理，乃或遗而不究，则不衷于理，而陈义未免偏枯矣。夫理非物则无所丽，穷理贵求其实；物非理则无为宰，格物贵彻其源。择而守之，神而明之，存乎其人耳。"

关于西医"未尽达生人脏腑之运用"一句，提出了注意人在生命存亡两种不同状态的区别。对于这一点，他在讨论经络学说时还有进一步的论述："所有十二经脉、奇经八脉、十六大络、三百六十五孙络，皆洋书所不著。夫诸经络运行人身，全凭生气鼓舞，若呼吸一绝则经络灭然，杳无所睹。苟非服膺岐黄，见道真切者，曷足与谈古义耶！"也就是认为经络是人体的"气"的运行通道，人死气散，经络就找不到了，所以经络非"剖验死人"之洋医所能明了。西医解剖一直找不到经络的存在，其实也不必要去找。这都是认知方法不同所导致的。

朱沛文通过客观比较两种医学，进一步确立了中医的价值，并阐明了中西医认知方法的异同。这些观点对当时的中西医汇通及后来的中西医结合研究有重要的启迪意义。

九、陈伯坛

陈伯坛（1863—1938 年），号英畦，俗称"陈大剂"，新会外海（现江门市郊外海乡）人（图 2 - 10）。是清末民初岭南著名的中医伤寒学派宗师。自幼刻苦好学，聪颖过人，稍长，尤笃好医学，光绪甲午（1894 年）科中举后不再赴试，以医为业。1905 年受聘于广州陆军医学堂，任中国医学总教习，主讲《伤寒论》。1930 年陈氏举家迁往香港，设医寓于文咸东街文华里，并开设伯坛中医专科学校，传授长沙之学。在此期间，香港一度痘疹流行，西医认为痘疹是疮科一类，要从外治，一见灌浆，即加洗刷，以此

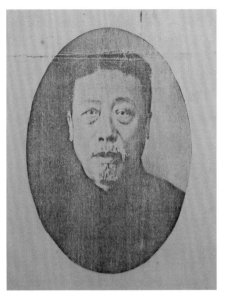

图 2 - 10　陈伯坛像

十不一生。而经陈氏用中药内服（尤喜用膨鱼鳃）救治者，多所全活，由是名噪香江。

陈伯坛有著作三种：《读过伤寒论》18 卷，现有民国己巳年（1929 年）刊本，11 册；《麻痘蠡言》1 册不分卷，1933 年刊行；《读过金匮卷十九》，5 卷 5 册，1940 年刊行。以上三种均由伯坛中医学校印行。此外，有《伤寒门径》1 册不分卷，又名《陈大剂伤寒门径读法》，由鞠日华撰述，系节录自《读过伤寒论》一书，作为广东光汉中医专科讲义于 1937 年印行。

陈伯坛善治急、危、奇、顽等症，用药量奇大，故人称之为"陈大剂"。据弟子记述，其处方中附子经常用三两，甚至六两；干姜经常用二两，甚至四两；桂枝亦常用至一两以上。他的伤寒学术思想极富个人特色。

（一）伤寒学术思想

陈伯坛《读过伤寒论》书名中的"读过"，系粤语的习惯说法，意思是"重新读"，即认为人们从前对《伤寒论》的读法多不合仲景本义，需重新读过。他注《伤寒论》，自称"羞与注家为伍"，该书初稿曾先列出喻嘉言、黄元御、陈修园三家注解，再逐一批驳，成书时则删去三家注驳，自称"无一句敢取材于注，但求与仲圣之言诠相吻合"（《读过伤寒论·凡例》），希望其

书出后，"使世之为医者，自今伊始，其未读《伤寒》者当读《伤寒》，其已读《伤寒》者当读过《伤寒》"，可见他在理论上的自信与自负。

陈伯坛还为"重新读过"指明方法，即在书前列"凡例""门径"与"读法"数节，系统论述对学习伤寒的意见。他注重"以经解经"，亦即以《伤寒论》前后文互证来理解原文，在"凡例"提出"是书无所谓之例，《伤寒》自有例"以及"《伤寒》毋庸注，原文自为注"的主张。"门径"的内容分为三个方面，一是基本概念，包括寒、病、化、气、经、脉、营卫津液阴阳、阴阳、三阴三阳、经脉。二是证，包括表里、寒热、虚实、渴、小便、大便、烦躁、痛满、厥逆。三是治则，包括汗、吐、下、和。他对《伤寒论》的基本理论和概念，做了富有特色的阐述，体现了其基本观点。

在"门径"和"读法"两节中，陈伯坛对三阴三阳的阐发最具特色，为其全书之纲领。陈伯坛认为，《伤寒论》所述三阴三阳，主要指人体的正气。"三阳之上寒燥火，三阴之上湿热风"，这些名词并非指外邪，"天地之六气，人患之，谓之六淫，谓之六贼；人身之六气，人不患之，谓之阳气，谓之阴气"。六经中三阴三阳之名，重点在于说明人体的阴阳盛衰，"患不在寒邪之为病，而在太阳之为病，在阳明、少阳之为病，太阴、少阴、厥阴之为病"（《读过伤寒论·门径》），其意为先有各经正气失调，遂有寒邪所伤。因此他认为："伤寒论不是寒伤论，勿将'伤寒'倒读作'寒伤'。注家主寒伤营、风中卫，寒伤肤表、风中肌腠，便是倒读伤寒。"（《读过伤寒论·读法》）由此，陈伯坛进一步指出"伤寒无传经"，"非邪传三阳，三阳始为病；非邪传三阴，三阴始为病。皆三阳受之，三阴受之，有受而不辞，是以病；三阳得之，三阴得之，有得而不失，是以病"。

而在各经病变方面，陈伯坛注重标本中气的变化，指出不能"死煞"于三阴、三阳的"阴""阳"二字，指出"太阳之标之中是阳，本是阴；阳明之标之本是阳，中是阴；少阳之标之本是阳，中是阴；太阴之标之本是阴，中是阳；厥阴之标之本是阴，中是阳"，即各经均有阴阳从化之变，"勿依注只知三阳为阳，三阴为阴，甚且谓发于阳为病太阳，发于阴为病少阴"（《读过伤寒论·读法》）。

(二)《金匮》学术思想

陈伯坛认为，张仲景著《伤寒卒病论》，后世将其分为两部，则《伤寒论》之外，《金匮要略》"当如《卒病论》读"，因此他的《金匮》著作书名虽为《读过金匮卷十九》，正文则为"汉张仲景卒病论卷"。他反对通常所说的"杂病论"，认为"杂"学当为"卒"字，且有独特含义，他说："《金匮》劈头一句曰：上工治未病。'未'字针对'卒'字，防卒病于未病之时。"并列举书中各种病证，指出"'卒'字非一'杂'字所能偿"，"种种病因，酿成卒病，前此经过许多未病时期"（《读过金匮卷十九》卷一），因此特别强调治未病以防卒病。

《金匮要略·脏腑经络先后病》篇中，从"酸入肝"起的15句，谈及五行生克，曾有注家认为系后世窜入。陈伯坛则认为是篇"开宗便知是仲圣之原书"，注家之语乃"割断仲景之文"（《读过金匮卷十九》卷一）。他尤其认为篇中的"传"字更为卒病之纲领，指出："是书开宗明义第一条，仲圣又蔽之以一'传'字。申言之曰'中工不晓相传'，引起第二条'血脉相传''流传脏腑'两'传'字。"卒病与伤寒的区别正在于脏腑之病可以依次相传，陈伯坛谓："《伤寒》但有经传经，而寒邪不传经；《金匮》则脏传脏，而风邪亦传脏。"脏腑有五行之生克变化："若离若合者阴阳，所以无传经之原因，寒邪为离合所阻；相生相克者脏腑，所以有传脏之原因，风邪挟生克以行。"因此，"求合于阴阳之变化，是治伤寒之手眼；求合于五行之变化，是治卒病之手眼"（《读过金匮卷十九·说起》）。

陈伯坛临床重用大剂，善用经方。例如用真武汤加龙牡治男子缩阳；百合地黄汤加淡竹叶、薄荷治脑膜炎；四逆散加防己、川椒、苍术治下腹部肿胀；桂枝龙骨牡蛎汤治虚劳。又创制一味附子膏治病后体弱阳虚（炮附子用清水熬成膏，用量多少，视乎病者需要）；生姜汁一碗（炖热）治男子多年寒疝腹痛；白通汤治病后膝冷；小柴胡汤加鲜莲叶一小块治感冒挟暑。又如儿科方面，以小儿体质柔弱，拟成升脾汤，以主治小儿夜啼及食欲不振、喜欢呕奶、腹微满如生积状者。药用生防党四钱、生黄芪四钱、炙甘草三钱、麦冬二钱（连心打）、五味子二钱（连核打破）、小环钗四钱。此方既能清燥解结，又可补虚培元，故服之多效。

十、黎庇留

黎庇留（1846—?），名天祐，庇留乃其字，号乐三，广东顺德人。他攻读儒业之余，旁习医学，专师仲景。未正式悬壶之前，多为亲友诊治，药到效如桴鼓。同辈力劝其悬壶济世。光绪六年（1880年），黎庇留正式悬壶设馆，光绪甲午年（1894年）间又创办太平局十全堂，与易巨荪、谭星缘共同主持医务，常邀陈伯坛谈论仲景医学心得，故又有伤寒"四大金刚"的美誉。

光绪丙申年（1896年）黎庇留创办了衷圣医院。所谓"衷圣"，即景仰"医圣"张仲景之意。正如其友人左公海在《伤寒论崇正编》序言中说："吾友黎庇留茂才，博观四部，最癖医书；抗志希文，尊师仲景。读逾万遍，背诵如流；旁览百家，眼光别具。分勘合勘，诸注得失抉其微；以经证经，群言淆乱衷诸圣。"民国初年，黎氏在广州流水井（今广州西湖路）设医寓"崇正草堂"，大厅悬挂"振兴医风，换回国命"对联以自勉。受业弟子有开平许振庆、新会苏世屏、台山马云衢等，其子黎少庇亦传其学。

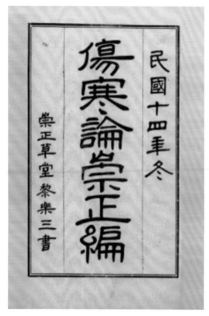

图2-11 《伤寒论崇正编》书影

黎庇留精通伤寒，晚年积其一生所学，撰《伤寒论崇正编》八卷（图2-11）。其子黎少庇后来将其遗下的医案编成《黎庇留医案》一卷，于1958年出版。书中收录的医案，大都为重病、急病、疑难病的治验，皆据经方而效，因而颇受赞誉。何绍奇先生评价说："《黎庇留医案》与曹颖甫先生的《经方实验录》可谓同时代人的比肩之作。""虽只50余案，但六经病悉在其中。"

黎庇留的主要学术思想反映在《伤寒论崇正编》一书中。全书共八卷，由序言、读法、目录、正文组成。卷一、卷二为太阳篇，卷三为阳明篇，卷四为少阳篇，卷五为太阴篇，卷六为少阴篇，卷七为厥阴篇，卷八为删伪篇及《附入读仲圣书有误五大险证治法》。《黎庇留医案》中的案例则是其学术运用的生动体现。两书中体现的主要学术思想有如下几方面。

（一）"崇正"删伪

《伤寒论崇正编》以张仲景《伤寒论》原文为纲，引历代伤寒诸家之注对《伤寒论》条文进行阐述说明，上及晋唐宋金元诸家，下及明清诸派，每以夹叙夹议之方法，对诸家之注抉微勘正，友人左公海评价黎庇留说："积五十余年之学养，正百数十节之窜讹，洵为仲景功臣、叔和净友矣。"

所谓"叔和净友"，指对晋代王叔和《伤寒论》整理本的去取。汉代医圣张仲景原著《伤寒杂病论》散乱后，王叔和整理乱简成《伤寒论》一书，但后世不少医家认为其整理本中不少篇章并非仲景原文。黎庇留也持此论，他认为王叔和"编次《伤寒论》，每多羼入自己手笔"，故其书中观点鲜明地提出"删伪"。其所删幅度相当大，一是将通行的《伤寒论》本中以下各篇率行删减：《平脉法》《辨脉法》《伤寒例》《辨痉湿暍脉证并治》《辨霍乱病脉证并治》《辨阴阳易差后劳复病脉证并治》《辨不可发汗病脉证并治》《辨可发汗病脉证并治》《辨发汗后病脉证并治》《辨不可吐》《辨可吐》《辨不可下病脉证并治》《辨可下病脉证并治》《辨发汗吐下后病脉证并治》；二是专列《删伪篇》，在六经病篇中共删减条文 65 条，其中太阳篇 40 条，阳明篇 11 条，少阳篇 1 条，太阴篇 3 条，少阴篇 3 条，厥阴篇 7 条，并且对所删的原因作了具体说明。

所删内容中，如六经病"欲解时"诸条，黎氏认为均为想象之言。有的则经他辨明是属于王叔和的条文，故删。例如太阳病中的"证象阳旦"条，金代成无己曾注解说："阳旦，桂枝汤别名也。"认为证似桂枝汤证，但用桂枝汤后增剧，属于变证。对此条前人已有所疑，如尤在泾说其"语意殊无伦次，此岂后人之文耶？"黎庇留则明确说："此节正王叔和手笔。叔和专以脉夸于人……何为阳旦症？何为阳旦汤？乃专执脉以为据，是叔和一生自欺欺人处。"此外，书中对保留的条文顺序也做不少变动。这些做法使《伤寒论

《崇正编》别具一格，与众不同。

（二）重视实用

黎庇留认为读《伤寒论》必须从实用出发，他反对将伤寒学术玄理化。《伤寒论崇正篇》批评陈修园等人的观点说："或曰'六经之标本中气不明，不可以读《伤寒论》'，而不知非也。据六经之见证，未有指出，终是闷葫芦。假令仲圣不作《伤寒论》，谁能识六经之精义哉！至于从本从标从中，按之《伤寒论》六经中，有然有不然。……至于传经之说，更不必拘。按病治病，勿差一黍则得矣。"反对墨守经文。在注释《伤寒论》原文时，他常常加入自己的临床经验，或者引用临床案例进行说明。如"太阳与阳明合病，必自下利，葛根汤主之"，黎氏提出此条疑是错简，应改为"太阳与阳明合病，自下利，或呕者，葛根黄芩黄连汤主之"。他认为太阳阳明两经热迫下利，热渴必矣，太阳病必有头痛、发热、恶寒，阳明病必有汗出、热渴，葛根汤方中麻桂生姜，只能解表，难解热渴，用之更耗伤真津，葛根虽陷者举之，终难敌麻桂生姜之辛散。葛根黄芩黄连汤方中葛根从下以腾于上，从里以达于表，辅以黄芩黄连清里热，里和则表自和，故方中虽无麻桂，其表热亦退。如他曾诊治一病人，发热无汗，大渴，面焦，舌焦黄，上吐下利，喘而腹痛，之前的医生用葛根汤治疗，服后病情加重，大下大吐，腹更痛。黎氏诊断认为病人一团热气，表里充实，急予葛根黄芩黄连汤，二时服药，六时吐已止，渴减，当晚下利亦止。

（三）善治瘟疫

在《伤寒论崇正编中》有"论温病"一节，黎庇留表达了伤寒法可治温热病的观点，认为《伤寒论》已有温热治法。而对于"瘟疫"，他认为与"温"无关，"温病"之"温"为六淫正病，"瘟疫"之"瘟"则为恶毒奇病。并指出："瘟疫一证，于阴阳毒证发明。"以《金匮》"阴阳毒"条之升麻鳖甲汤治瘟疫，正是他与陈伯坛等人的杰作。

1894年初，广州、香港鼠疫流行，死人极多。黎庇留与陈伯坛、谭星缘、易巨荪经过讨论，认为此症与《金匮要略》所说的"阴阳毒"相类，症乃毒极而非热极，若作为热症一味以寒凉治之常误致死，故宜以原书中的升麻鳖甲汤为治疗主方，结果取得良好疗效。黎庇留当时撰写《核疫即阴阳毒论》一文在《衷圣医学报》上发表，主要观点也见于《伤寒论崇正篇》附录，其中指出：

> "自甲午年死人以十余万计，时医皆认作大热证，饱食大寒之品及生草药等，入腹即下利，宜其死也。此与少阳见证相同，必大发热、大渴、胸𩩲，惟大晕眩、大疲倦与少阳大相反，其头晕似大虚，而大渴热与虚证相反，此是毒气上冲也。疲甚则或神气不支，甚者毒入心则谵语，入肾则下利，谵语可加犀角一二三钱；入肾至下利则无救矣。"

升麻鳖甲汤方中以升麻辟疫为主药，需重用，因虑业内有"升麻不过五"的说法，怕药店不肯按方给药，黎庇留事前先将升麻研末，为粗末包以相赠病人，每包为升麻一两三四钱，每症以二包作一剂煎服，每日用升麻二三两。此方广赠世人，在疫情中活人无数。

十一、陈任枚

陈任枚（1870—1945 年），广东南海狮山人（图 2-12）。儒生出身，在清末民初之际，曾任南海中学教师兼学监。又精于医，在业余时间则为人治病，后以活人甚多，求诊日众，遂辞去教师职务，1921年迁居广州设医寓于龙津西路，号"陈敬慎堂"。

1924 年，广东中医药界同仁兴办中医教育，创办广东中医药专门学校。陈任枚被聘为该校教员及赠医处主席之一。1927 年 8月，首任校长卢乃潼病逝后，陈任枚当选为新任校长。他领导学校反对民国政府歧视中医的做法，在 1929 年国民政府中央卫生委

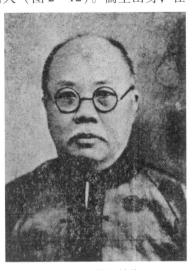

图 2-12　陈任枚像

员会议决废止中医药案，以及教育部强令中医学校改名等引起全国中医抗争风潮时，陈任枚亲率广东代表前往上海，参加全国医药团体联合总会的抗争活动。1931 年 3 月在南京成立中央国医馆，陈任枚偕同仁出席这次大会并任常务理事。在他任校长期间，学校业务有较大发展。1933 年建成广东中医院，成为国内最大有留医部的中医医院。

陈任枚与刘赤选著有《广东中医药专门学校温病学讲义》，陈任枚负责上篇总论第一篇"原理"部分，刘赤选负责下篇各论部分第二、第三篇"治疗"部分，各具特色，其中陈任枚执笔部分有不少精彩见地。

（一）详论温病学说的意义

陈任枚在《温病学讲义》中认为，古今疾病谱不同，所以温病学说的出现有其必然性。他说："自汉而唐而晋，医风卓绝古今，乃皆不措意于温病如是，岂非温病为当时绝无仅有之证耶？……大抵学术之变迁沿革，必随自然之趋势，以适合其环境所需要，乃足以创造学说，而卓然自成一家，医学何独不然？明清以迄于今，研究温病之者日多，其方法亦日以精密，则此五百余年中，为温病最盛之时代，断然而无疑也。"

他指出温病与伤寒不同，"温病伤人，视伤寒为尤速，则其性之暴烈使然也"。他反对"伤寒可以钤百病"之说，指出："是说也，不可以例温热病焉。温病伏邪自内而发，与伤寒传经由阳而阴者大异。即间有从口鼻皮毛入者，其受病亦先入手太阴肺、手足阳明胃而已，从未有始病即入足太阳膀胱者也。或谓伤寒传足六经，温热传手六经，不知伤寒不尽无手经病，温热亦不尽无足经病，孰能画手、足经为二道，令伤寒、温病，必分道而驰耶？"

（二）温病病因立新论

陈任枚认为温病病因有三。

一曰伏气。"伏气者，乃人身阳热之气，郁伏于人身之内，而不得外泄者也，但伏气未外泄时，不觉有病。其郁伏尚浅，而无外邪触发者，仍可随春升之气，缓缓散渐于外，或不为病，即病亦不甚剧。其伏匿深沉，郁极而发，或为外邪激刺而发，或为饮食嗜欲逗引而发，其发也，多致内外合邪，势成燎原，不可向迩，此则所谓温病也。"

二曰外感。"外感不限于温之一气也，凡风、寒、暑、湿、燥五气，皆称外感，一有所感，皆足以触发内伏之阳热而为温病。故温病之外感，以兼他气者为尤多。"强调外感而发温病的病机关键在于触发伏气。

三曰内伤。"人身阳气主外，阴精主内。内伤者，阴精伤也，主内之阴精既伤，则阳失所恋，无地潜藏，热病乃作。……精为生身之本，阳热潜藏于其中，得所涵濡，虽值春令升发之时，亦不浮越于外而病温。……温属火类，精属水类。温为阳热，精为阴寒。水精旺者，火邪不生；阴精足者，阳热自降，是固然矣。况夫气生于精，精足则气足，气足则卫外之力强，冬寒且不得而伤之，何有于伏气？何有于外感？"强调伏气之生，其根在阴精亏损。

进而总结："温热之病，其总因不外阴虚，谓阴精衰竭，邪乃乘之也。"他这种对温病的理解，其实已不限于外感疾病，扩大了温病学说的主治范围。

（三）纲目简明论病象

陈任枚提出辨证温病先分病象，指出："病象者，温病所独有之形状，发见于外，而厘然可辨者是也。今以卫、气、营、血、五脏，分别条列，其目凡九。"即以卫、气、营、血加以五脏辨证为大纲，不取吴鞠通的三焦辨证及众多病名。在此基础上，又提出9种兼夹证，分五兼四夹，即兼寒、兼风、兼暑、兼湿、兼燥，夹痰水、夹食滞、夹气郁、夹血瘀。对各证的主要表现均一一列明。

陈任枚又注重温病与地域环境的关系，他认为东南地域受气候、地理因素影响，较多湿温病证。他说："东南濒海之区，上地低洼，雨露时降，一至春夏二令，赤帝司权，热力蒸动水湿，其潮气上腾，则空气中，常含多量之水蒸气，人在其间，吸入为病，即成湿热、湿温，又曰暑湿，此即外感温热兼湿之谓也。"因而强调湿温之治当重脾胃，指出："薛氏云：湿温之病，属太阴阳明者居多，不挟内伤者，其病必微。盖以脾胃受病，不能消化水谷，停聚成湿，湿郁生热，即《内经》'湿之甚为热'之理。既有此内因，再感客邪，内外相引，其病必甚。今观湿热重证，必伤脾胃，则薛氏所云，洵非虚语。"

在广东中医药专门学校编辑发行的《中医杂志》，收录了多则陈任枚的临证医案，均体现其善治温病的风格。

十二、罗哲初

罗哲初（1878—1943 年），字树仁，号克诚子，广西桂林人。他出生于书香门第，13 岁丧父后，家境日贫，赖祖父抚养成人。

罗哲初自幼聪慧，苦读通经史，通晓诗词书画，早年与马君武、黄毅先等就读于桂林模范小学。后来曾充任过桂林体用学堂的语文、英文、图画教师。

30 岁左右，罗哲初随左修之习医。左修之又名左盛德，据称是张仲景四十六世玄孙张绍祖的弟子。罗哲初受其教益，边从教边行医。1920 年前后，罗哲初离开家乡，北上到江浙一带谋生。他先是到南京行医，1929 年受张俊义之邀，到浙江宁波行医。二人并于 1931 年开办了中国东方针灸研究社。1935 年，罗哲初被聘为南京中央国医馆国医训练班针灸科主任。全面抗战爆发后，罗哲初返回桂林，开设医馆。抗战后期日军进逼西南。罗哲初避乱于广西灵川县。1943 年病故于桂林市郊草坪圩。

罗哲初对于医学的贡献，一是献出《桂林古本伤寒杂病论》，二是总结行医经验成书，如《脉纬》《内经针灸汇集》《针灸节要发微》《针灸发微》，他在针灸方面的成就显著，传人众多。

（一）传播《桂林古本伤寒论》

罗哲初在宁波时与当地名医周岐隐（字利川）交好，常相往来，并曾一起到著名的藏书楼天一阁问学。1934 年，通过周岐隐介绍，罗哲初又结识了陕西名医黄竹斋。因黄竹斋对《伤寒杂病论》颇感兴趣，罗哲初告知其师左修之有家藏《伤寒杂病论》十六卷抄本，并将首册出示。黄竹斋发现与通行本有所不同，即将左修之的序文和目录誊抄一遍，登载于《光华医学杂志》。在中央国医馆与黄竹斋共事时，罗哲初又为黄竹斋提供了全本。黄竹斋后来将完整抄本携回陕西，于 1939 年由张伯英刻版刊行，称为

"白云阁本"《伤寒杂病论》。罗哲初所藏遗稿传给其子罗继寿，罗继寿在1956年将此本献给广西壮族自治区卫生厅，后由广西人民出版社排印出版，命名为《桂林古本伤寒杂病论》。

此桂林古本按左修之序所言，是在岭南得之于其师张绍祖，张绍祖自称是张仲景第四十六世孙。与通行的宋本《伤寒论》相比，桂林古本有明显的不同。一是合《伤寒论》《金匮要略》于一体，共16卷；二是多了六气主客、杂病例、温病脉证、伤暑病脉证、热病脉证、伤燥病脉证等内容。全书载方326首，有90首是通行的《伤寒论》《金匮要略》所无。在条文方面也多出将近1/5的分量。目前学术界对此本评价不一，有的认为属于伪书，但其内容确有可取之处。如周岐隐在其著作《伤寒汲古》自序中评价此本说："仲景撰用《内》《难》向无全书可证，今按各卷佚文，与《内经》往往若合符节。""古本所载温暑燥湿霍乱各篇，义精而法纯，辞约而意赅。"并认为"凡通行本之佚文皆有仲景之心法"。此书也是罗哲初学问的根底。

（二）经典发微论针灸

罗哲初治学以经典为本，其《针灸节要发微》《针灸发微》二书都有此特点。书中有的注重阐释经文内容，如《针灸发微·针经上》对经文"刺虚者须其实，刺实者须其虚。经气已至，慎守勿失"解释说：

"此言出针之时，必候气也，刺虚须其实者，留针以待阳气隆，至针下热，乃去针也。刺实须其虚者，留针以待阴气隆，至针下寒，乃去针也。经气已至，慎守勿失，言谨守其气，勿失其机也。"

强调"针下热""针下寒"，与诸家解释不尽一致，体现其注重实践操作的特色。

有的则为经文增入具体操作说明。例如《素问·刺热篇》中关于"刺足厥阴、少阳""刺手少阴、太阳"等，有经无穴，而罗哲初则进行补充。如：

肝热病者，小便先黄，腹痛多卧身热，热争……。刺足厥阴、少阳。（太冲、光明二穴）

心热病者，先不乐，数日乃汗……。刺手少阴、太阳。（神门、

支正二穴）

　　脾热病者，先头重颊痛，烦心颜青……。刺足太阴、阳明。
（太白、丰隆二穴）

　　肺热病者，先淅然厥，起毫毛……。刺手太阴、阳明。（太渊、
偏历二穴）

　　肾热病者，先腰痛胻酸，苦渴数饮……。刺足少阴、太阳。
（太溪、飞扬二穴）

　　这些穴位均是他所增入的。对其原理在《针灸节要发微》一书中也作了
说明，主要是取脏经的原穴与络穴。这种取穴法又被称为"原络配穴法"。

　　另外罗哲初非常注重应用子午流注针法，善于根据不同时间下的腧穴开
合规律进行选穴配穴，还曾创立"指数法之子午流注"方便算法。他的弟子
如郑静候、田理全、曹一鸣都以善于子午流注针法见长。由于左修之、罗哲
初的影响，这一脉传承分支又被称为"广西派针法"。

侨界名医

岭南是华侨之乡。自明清以来广东、广西和海南就有许多人出外谋生，逐渐遍布美洲、澳洲和亚洲的南洋各地。香港和澳门成为殖民地后，当地华人在国内也被以华侨身份来看待。在华侨当中，有不少颇具水平的名医，在香港、澳门以及海外实践及发扬中医。

一、美国中医黎普泰、谭富园

黎普泰（1817—1893 年），原籍广东顺德乐从（图 2－13）。在美国西部淘金潮中，许多华人远赴加州，黎普泰亦是其中之一。他凭借出色医术，为中外民众服务，留下许多佳话。

根据记载，早期在美国行医的中医分为三类：一类是专医中国人的，诊所设在药材店，这类医生被称为"唐医"；一类只在小城镇用草药治疗，并兼治跌打损伤，属于"草药医生"；另一类地位较高，兼治中外病人，并拥有独立的诊所，被称为"唐番医生"。黎普泰属于后者。黎普泰中医的广

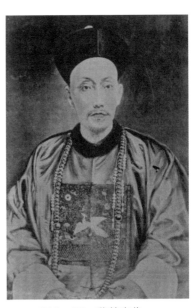

图 2－13　黎普泰像

告在 19 世纪中期加州的报刊上就已出现。他每天诊治的中国人及美国人达150～200 个，诊金收入每年达七八万美元，因此成为华侨界的大富翁，拥有称为"黎普泰巷"的物业。

黎普泰在美国行医，留下了大量治疗白人的病案。据记载黎普泰花了相当长的时间摸索和调整治疗方法，形成了适宜白人的治疗经验，并传授给他儿子。有一位 Roberts 先生，为他妻子四处求医，最后在黎普泰处被治愈，于是 Roberts 成了志愿者，为黎普泰担任私人秘书。由于他在旧金山没有行医许可证，为人治病违反法律，故曾多次交罚金，但经他治愈的病人都保护他以免被起诉。他注意区分中国与美国的不同气候、习惯风俗、饮食以及体质等，采用合适的中医方法治疗。由于中药味苦，外国病人不易接受，但黎普泰治疗强调汤剂才能保证疗效，不主张制成药片或粉末。

1890 年黎普泰的外甥谭富园（1855—?）前来美国，加入医馆。谭富园为广东顺德龙江人，后来进入北京太医院学习，获"医学一等"。他到美国后协助黎普泰，并尽得其传。黎普泰去世后，他先是去到加州南部行医，1895 年又搬回洛杉矶，医业兴盛。

黎普泰的儿子黎荣在 1864 年出生于旧金山，少年时跟随父亲学习中医，后来黎普泰将他送回北京太医院学习医术。1891 年黎荣毕业，回到美国，与谭富园一起合办了富荣医药公司。

为了扩大中医影响，1896 年谭富园开始对公众讲授中医学，并计划开设中医学院。由于西医对中医持歧视态度，谭富园曾与南加州医药协会会长在报纸上展开了关于中医使用草药问题的辩论，引起广泛关注。谭富园同样也多次遇到被指控非法行医的问题，由于众多病人写信支持，因此指控均被法官驳回。

1897 年谭富园与黎荣著《东方医学科学》（*The science of oriental medicine*）一书，出版于洛杉矶。此书旨在向美国人介绍中医治病原理，共有20 章，收录了美国中医伍于念、谭富园和黎普泰等人的文章。该书向美国人宣传中医提倡预防胜于治疗的特点，书中介绍中医对人体脏腑功能的认识，有关内外病因的观念，诊断和治疗的特点，以及病人应注意的各种事项。作者强调中医治疗用药安全无毒，并宣传他们治愈了很多患"不治之症"的病人。

作为英文著作，这本书介绍中医的理论时采取了灵活的方式。如读五脏与五行相配属，五脏的生理功能，消化和睡眠问题，疾病六淫、七情内伤、饮食和外伤病因等，均将中文术语转换成通俗的说法。例如简洁地概括中医治疗的四项原则为温暖血液（温）、清理机体（清）、强壮（补）、净化（消）。

书中还介绍了关于妇科病、感冒、疟疾、哮喘、肺痨及出血、癌症、湿疹的治疗，附有肾脏和膀胱疾病、消化不良、心脏病、丘疹、血液杂质、风湿麻痹、头部神经痛、脸部和牙齿神经痛、失聪、肠道炎症、白喉、痔疮、骨折和吗啡成瘾等各种病案。这些病案都附有病人的证明信，以作确证。书中还介绍了对不同季节气候下不同体质人群的衣着建议，以及一些简单有用的锻炼方法等。

书中谭富园的一则病案，用药仍有岭南特色。谭富园平时喜用冬瓜制成饮品，他单用冬瓜治愈了 Ho Cheong 的疾病，这种冬瓜茶在岭南地区很常用。

二、南洋名医黎伯概

黎伯概（1872—1943 年），广东梅县人（图 2-14）。1900 年受广东大埔人、南洋实业家张弼士之邀赴南洋新加坡。翌年参加新加坡同济医院会考，名列前茅，受聘为该院首席医生。黎伯概在新加坡中医界具有较大影响。1929 年，国内发生反对国民政府中央卫生委员会意图废止中医的抗议活动，黎伯概与新加坡业界同仁积极呼应，并于1929 年 9 月 20 日成立了新加坡中医中药联合会，在该会主办的《医药月刊》首期中，黎伯概执笔撰写发刊词说："盖处中西医药

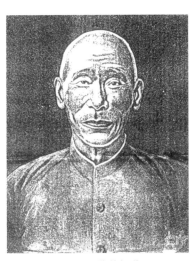

图 2-14 黎伯概像

相植竞争之世，能适应环境，知彼我各有长短，弃短取长，互相辅助，以求有济于病人者，否则废……忧其废而图其兴，此本刊所以毅然出版。虽远在

海外，而瞻望宗邦，匡扶医药，亦认为与有责焉者也。"并表达了"为侨友之观摩，作神州之贡献，宏道爱国，情在于斯"的办刊宗旨。

黎伯概在新加坡业医40年，著有《中国医学原理》《医海文澜》，主编《新加坡医药月刊》及《医航》杂志。

黎伯概的《中国医学原理》原名《医科象数理化通论》，是在他去世后由其子出版的，初版于1952年，后来又收入《医海文澜》中。黎伯概身在海外，一直关注国内医界动态，呼应国内医界各种活动。他虽然提倡革新，但强调要维护中医固有理论体系。1915年，江苏中医袁桂生曾提出"废五行说"，他对此有不同看法，撰文与之辩论。他认为，阴阳五行是中医的固有特色，他名之为"象数"，并坚持认为阴阳五行等"象数""足以纲领中医学理"。他认为"凡物莫不有两种性状，皆可被以阴阳之名号，其引用于自然界、生物界，不可胜数。医界亦承用之，故阴阳者最活动之名词也，所以测物象最简便之方法也，最普通之条例也"；而五行，"当日本从五方现象悟入"，"五行者谈天道也，非谈物质也"。阴阳五行最大的特点是可推类万物，从天地、人体直至生理、病理、药剂等，都可进行解释。他归纳阴阳五行应用于医学上的要点有四：

第一要点，先示人于身体上之区别；

第二要点，示人于统一之归纳；

第三要点，在综合天地常变通塞气运流行，情志苦欲物理升降出入之状况形态，以察勘病理；

第四要点，分别药物气味形色，以治阴阳五行虚实表里寒热之病，立升降出入之方，以神明其运用。

所以黎伯概指出，"所谓阴阳五行，不外就其现象过程，得识其大概，悟出精理，以为天地万物之准则"，在治疗方面，"因志意是活动的，身躯亦是活动的，阴阳五行亦是活动的，比例用之，恰有相当之妙理。此中医所以能自树一帜，亘四千年而不破，是为象数之学"。相比之下，西医缺乏指导理论，其解剖"当行出色，品重一时，然而其治病亦未能完全无憾，则不讲阴阳五行之过，无纲纪之学也"，"以修治机械之方法，以治有气血生动之人体，化学药简单使用，少驾驭辅佐之方法，遇剖割修补注射决放等事，径行手术，一不得当，不免血损气败，则亦无纲纪之过也"。

黎伯概在医学临床方面的著作也很多，多收入《医海文澜》中。1935年他不幸中风，家人请西医救治，清醒后坚持以经方调理，后数年又陆续写了不少医学论文，被辑入《医海文澜补遗》中。《医海文澜补遗》有一首他于1941年创制的"自制甘润柔血汤"，具有根据地理环境的拟方特点，方前说：

> 余自十二月八号太平洋战事发后，避居山地，初来水土未服，兼之山林树木，时雨时晴，湿气殊重。水井三，其二在山高处，深二丈余，才有井水，终天不是日影，左近多树。饮此水二周，觉身重坠，难以步履，清冽殊甚，而餐饭却佳，此盖热气为湿气及井水所收，而伏于内脏。……余病本热燥，血液不化，成涎似痰，至此属病尾，只残余未退，终感不快。……因思血液干燥，大便仍干涩，已十天不通。因筹一方，名曰甘润柔血汤。

> 其方为：白芍一两，干地黄一两，当归八钱，炙甘草一两，玉竹一两，沙参八钱，火麻仁一两，黑芝麻八钱，黄柏八钱，知母八钱，生石膏一两半，牛膝八钱，山枝仁八钱，丹皮八钱，杭菊花一两，茯苓一两，泽泻八钱。

上述分量为5剂量。他自述"此方萃合四物、白虎、六味、脾约、通关、炙甘草、清燥救肺、滋肾诸方药而成"，"自服药以来，无如此药之适口，服后极效"。

三、香港名医卢觉愚

卢觉愚（1898—1981年），广东东莞樟村人（图2-15）。长居香港。幼年肄业于香港官立英文学校，精通中英文。十七岁遵父命，与兄长卢觉非一起投名家丹峰禅师门下学中医，用功甚勤，侍读四年卒业。后在香港以医为业。1926年，香港以诊治华人为主体的慈善医疗机构东华医院招聘中医，卢觉愚经考试获聘，并担任中医长，长达14年。其间曾任香港中华国医学会理事兼学术部主任，创立了该会的第一届医师研究所，举办医学演讲会及伤寒针灸讲座。

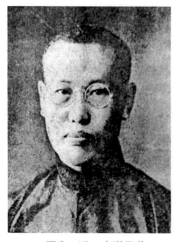

图 2-15　卢觉愚像

1941 年香港沦陷时卢觉愚返回广州，战后参加广东省中医师公会联合会筹备会，1950 年回香港执业，并在多所中医院校任教。著有《觉庐医案新解》《觉庐医话录存》《卫生防病精要》《实用伤寒论讲义》《实用针灸学讲义》《实用脉学讲义》《实用内科学》《实用处方学讲义》《针灸问答》《觉庐医学论文丛存》《临床针灸要诀》《古今医案选评》《日用本草便览》《日用验方汇编》和《中西医学概论》等，其中不少是讲义，较少流传。较重要的有《觉庐医案新解》和《卢氏实用伤寒论讲义》，后来曾在台湾重版。

（一）香江传扬澄江针灸

20 世纪 30 年代，江苏澄江针灸名家承淡安在无锡开办"中国针灸学研究社"，招收各地函授学员。身在香港的卢觉愚致书问学，得其传授，后被委任为中国针灸学研究社香港分社社长。1934 年，卢觉愚根据承淡安的《增订中国针灸治疗学》以及美国医学博士格雷戈里的《手术整脊治疗法》一书的脊椎神经循行图，制成《关系针灸学术之经穴神经表解》，将针灸经穴与神经系统做了精细的对比工作。又在《针灸杂志》发表《突眼性甲状腺病针效之研究》，第一次引用现代医学病名。他还在《针灸杂志》发表《汪石山谓针无补法之评议》，指出针灸"兴奋作用，可谓之补法；镇静作用，可谓之泻法；诱导作用，可谓之平补平泻法"，从现代生理学角度论证针灸的作用。又作《针灸学术为医者必修论》，指出"《伤寒》《千金》均兼言针灸，故知针灸实为必修之学"，且其便利性为药物所不及，"穷乡僻壤，医药不便，客邸行旅，暴病堪虞，苟无应变之方，必有噬脐之叹……故针灸为医者必修之科"。在他的大力推动下，香港针灸得到了较大的发展。

（二）中西汇通论伤寒

卢觉愚多年应用并讲授伤寒，后著成《卢氏实用伤寒论讲义》一书，

1955 年由卢觉愚诊所印行。书中着重以现代医学知识和语言去解释伤寒，他认为"伤寒为传染病"，"伤寒论六经，即诸传染病全经过中之六种症候群……依新理学之解释，细胞机能亢盛者为阳证，机能衰弱者为阴证，病毒须排除驱逐者为实证，体力须强壮兴奋者为虚证，病势在体表组织者为表证，病势在脏器组织者为里证。本论六经，即阴阳、虚实、表里之代表符号，亦即诊断治疗之标准。中医之长处，即在根据证候以用药处方，为原则性之治疗"。全书对伤寒条文逐条结合中西医理进行讲解，其方剂"方解"也时援引药理研究内容。该书出版后颇受重视，东华三院考选部列其为中医考试必读课本。

（三）注重中医学术革新

卢觉愚的《觉庐医案新解》，于 1938 年由香港卢觉愚医馆初版，书后附《觉庐医话录存》。此书的医案注重中西两方面的诊断和解说，其特点是"选方辨证，悉遵古法，而证以西说；论病释理，多采西学，而参以经验"。他说："书中议论及释名，多采西说。非敢立异，以其病理定名，皆较严密考实故也。……惟西说不能确指为何病者，则仍沿用旧说。"这反映了卢觉愚主张中西结合的思想。

他还结合西医理论来阐述中医疗效，例如近代传染病盛行，有人认为中医没有病菌学知识，因而不能治疗传染病，卢觉愚鲜明地提出"中医不识菌而能治传染病"，因为中医"虽不知有菌，不知治菌，而治法能补助人体自然疗能，以透彻病根，排除病毒，使生理机能转归于正规状态，故能收根本治愈之功"。

由于卢觉愚自少就读于英文书院，通晓外文，加之东华医院中西医并存，使他对西医有较多的了解。从振兴中医出发，他主张中医学术革新，提出"新中医"的说法："所谓新中医，必以国学为经，西学为纬，择善而从，权操自我。"这在当时有一定的启迪意义。

四、粤港名医黄省三

黄省三（1882—1965 年），原籍广东番禺（图 2 - 16）。父亲黄紫轩是乡村医生，黄氏少时继承家学，潜心学医，19 岁即行医，1910 年迁居广州开业，诊务极旺。1924 年因遭歹徒勒索，不得已离穗赴港，在香港跑马地礼顿道执业，名闻省港一带。1949 年中华人民共和国成立后，黄省三应邀于 1955 年返广州定居，后历任中华全国中医学会理事、中华全国医学会广东分会副会长、广东省中医药研究委员会副主任、广东省卫生厅顾问、广州中医学院筹备委员会副主任委员、中山医学院教授，以及政协第二、第三、第四届全国委员会委员等职。

黄省三的主要医学著作是在香港时期完成的。他注重中西医结合，常结合西医诊断进行中医论治，他认为，现代西医在病原上的研究，已开辟一个新纪元，"吾人自当接受新知，加以研究"。在香港出版有《颐庐医学丛书》共四种，均为专病著作，分别是《流行性感冒实验新疗法》（1951 年）、《白喉病药物新疗法》（1951 年）、《肺结核实验新疗法》（1952 年）和《肾脏炎肾变性实验新疗法》（1954 年），后来在广东又出版《急性阑尾炎药物新疗法》，遗稿《麻疹实验新疗法》1980 年出版于香港。他的著作书名中用"实

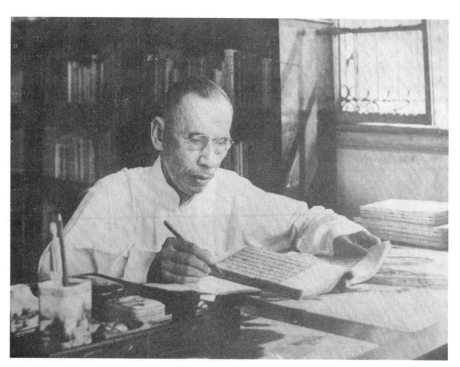

图 2-16　黄省三像

验"二字，以及所订方均加"有效"二字，都是强调经过较多例数的治疗统计确有效验之意。如"黄氏肾脏炎肾变性有效汤方"，报道其经检验证实有效病例达 352 例；用以治疗麻疹的"黄氏麻疹有效汤方"，共治愈病人 1247 例；"急性阑尾炎有效汤方"，治愈 308 例。其他如治疗难治的心衰有"黄氏强心有效汤方"，治疗肺结核的"黄氏贝母四仁汤方"，治疗白喉的"黄氏白喉有效汤方"等，都有大量临床基础。对方剂和药物的效果也多借用西医病理、药理来说明。

（一）论治流行性感冒

黄省三《流行性感冒实验新疗法》自序云："流行性感冒，一名风温，为吾国古代已有之疾病，且属急性传染病之较为多见者。著者经长期之研究，利用我国药学实验之丰富，药品之饶多，制成本病有效方剂，经 40 年临床之实验，得获满意效果。"全书分为 10 章，凡例后第 1 章绪论，依次为流行病学、病原学、病理解剖学、症状、合并症、鉴别诊断、预后、预防、疗法，但全书主体内容，其实都是当时的西医内科学内容的摘录，而精华部分为第 10 章"疗法"。

第 10 章"疗法"中黄省三介绍经他反复验证的 4 首处方，认为"此等方剂具有抗生素的作用，或植物性杀菌素的作用，故能将该病原体歼灭及中和病毒，以收原因治疗之效"。以基本方黄氏流行性感冒有效汤方为例，该方组成如下：

连翘壳　牛蒡子　栀子皮　　瓜蒌皮　冬桑叶　瓜蒌根　杭甘

菊花　薄荷叶

黄省三说："本方适用于流行性感冒之无并发病的单纯型，于本病之第一病日用之，在三日至四日间治愈者达 90% 的病例。于第二或第三病日用之，则大多数病例可能于第五至第七日间治愈。本方之疗效优良，不只能早期解热，且能使病人在短期内迅速治愈。"

其余三方中，黄氏黄芩竹叶汤适用于病毒性流感、流感杆菌及化脓球菌感染；黄氏玄参竹叶汤适用于流感的肺炎型及流感有并发病的单纯型等；黄氏贝母紫菀汤适用于急性传染性支气管炎病人。

（二）论治肾脏炎肾变性

黄省三为研究肾病的治疗，20 世纪 30 年代专门从德国购回显微镜等仪器对病人进行小便常规等检查，不但观察病人临床症状改善，更结合血尿、蛋白尿、管型尿的消失来判定疗效。他在《肾脏炎肾变性实验新疗法》一书中订立黄氏肾脏炎肾变性有效汤方治疗肾脏炎（指肾小球肾炎）和真性肾变性，共 352 例治疗有效，虽然未能经肾脏活检证实恢复情况，"但施用本方治愈本病后，病人之健康皆获完全恢复，经过长期持续检尿皆无异常，其中一部分之治愈病例，更不只长期持续验尿，且曾经施行肾机能试验、心机能测验、血压测验、血液检查等，皆得证明其业以恢复正常"。

黄氏肾脏炎肾变性有效汤方组成如下：

云茯苓　闽泽泻　猪苓　白芍药　法半夏　川厚朴　川枳壳
陈橘皮　生甘草

黄省三指出本方用于急性或慢性肾炎及真性或类脂性肾变性病人，可获良佳之疗效。治愈后亦绝少复发。他认为现代医家对此病一般用利尿剂，但实际上是加重了肾脏的负担，而此方并非以利尿为目的，其疗效能消除肾脏病变以恢复肾单位功能，故有良效。

《肾脏炎肾变性实验新疗法》一书附有不同肾病应用此方的临床研究报告，还有详尽的证验案例，内容类同于住院记录，每日症状、检查、用药、饮食等都很详细。

由此可见，黄省三的治疗经验既建立在西医原理之上，又充分发挥了中药组方的长处，探索了中药固定方剂的具体应用疗效。

岭南的医学发展虽然较中原内地晚，但其一旦兴起，则传承不绝，在一些地方也出现了世代从业的医学家族。很多医学世家由于没有著作流传，难以考证传承和总结成就。其中有几个世家善于总结，有著述传世，为岭南医学留下宝贵经验。

一、粤东蔡氏女科

粤东蔡氏女科，自明代起至今已有十六代传人。据载其创始人为蔡敏斋（1520—1595 年），名时徵，原名君远，广东澄海人。曾任绿波书院山长及主讲，嘉靖四十三年（1564 年）为礼部儒学，后供职于南京。致仕后卒于家。《澄海县志》载："蔡敏斋素精岐黄，为士林所重。"可见其当时即以医闻名。

蔡敏斋之后人继承医业，《蔡氏卫生馆医序》载："公之子蔡肇胤文医兼优，孙蔡宜卿，曾孙腾芳（名锡田），皆精于古人方脉，疗病用药，无不获效，其活人多矣。"蔡锡田育有三子，后来于康熙年间开始分立门户。长子蔡俊元创广生馆，以伤科为主；次子蔡俊心创立卫生馆，专治女科杂症；三子蔡俊旂创和生馆，以儿科为主。

主攻妇科的蔡俊心深入研学，撰写了《卫生馆妇科秘籍》一书。其子蔡德先继承医术，医名大盛，乾隆五十六年（1791 年）获广东澄海协镇都督林起凤赠"术精岐黄""龙宫发秘"两匾，嘉庆年间得澄海县知县周家俊题赠

"学通灵素"匾，其后人蔡奕袍、蔡奕笏皆为名医，至清末民国则有蔡熙祥、蔡云浦、蔡云衢、蔡云松、蔡仰梅、蔡祝南、蔡士烈、蔡琼初、蔡月轩、蔡焕庭、蔡远涛、蔡启川、蔡瑞凯、蔡星河、蔡凤初、蔡良璧、蔡卓麟、蔡程潜、蔡业煌、蔡师韩等，医务遍及粤东，并随华侨播于南洋一带。其中同治年间，蔡熙亮到潮州府开设大娘巾蔡氏卫生馆（图2-17），"大娘巾"之名从此传开。

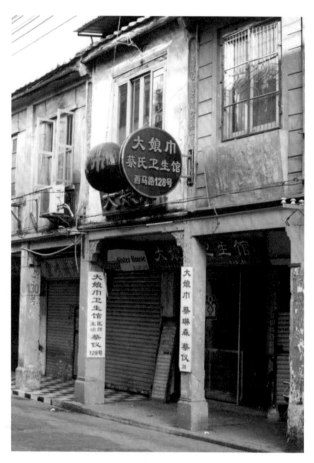

图2-17 大娘巾蔡氏卫生馆

在民国时期，大娘巾蔡氏卫生馆的蔡良璧生产妇科药丸，兴盛一时。新中国成立后，蔡氏卫生馆的成药被并入公私合营的宏兴制药厂，其产后大补丸、妇科大补丸、神效补血丸等依然驰名一时。

清康熙年间，蔡氏传人还创立了一个分支——宁静斋，行医兼营中药，延续至今。其传人中以现代蔡仰高（1891—1984 年）最为知名，曾任汕头市中医院副院长，中华中医学会汕头市分会副主任委员，并著有《脉学辑要》《中医脉学经验》《妇科学》《补中固经汤治疗总结》等论著，1978 年被授予"广东省名老中医"称号。此外蔡纯臣（1915—1994 年）曾任澄海县中医院名誉院长，被评为汕头地区名老中医，撰有《蔡纯臣内科医案》等。

蔡氏女科现存《卫生馆妇科秘籍》6 卷手抄本，相传是清代蔡桂（即蔡俊心）所纂集，近年经整理出版。书前有晚清蔡祝南序谓："吾祖俊心公，学儒不成，静参家传藏本，博览百氏诸书，去繁从简，纂成医论歌诀，以传后学，相承至今十有余代，此乃家学渊源，不仅三世，可谓学之用本矣。"书中颇有精要之论，如开篇"女科杂病总诀"云：

"凡妇人女子调经治病之法，有潮热不可无黄连、柴胡，有胎寒麻痹不可无干姜、肉桂，有肚腹疼痛不可无玄胡、干漆，有呕吐不可无良姜、砂仁，有汗不可无黄芪、酸枣仁，有寒疟不可无草果，有虚损不可无人参、麦冬，有泄泻不可无肉豆蔻、谷壳、诃子，有咳嗽不可无杏仁、五味子。总而言之，以为取方之阶，医者当潜心审择，则庶乎其可矣。"

书中内容汇集古代妇科医论及名方，又加以诠释，如调经第一论中有小温经汤，此方出自明代龚廷贤《寿世保元》，原书并无方解。此书列方歌并作出解说云：

小温经汤歌

小温经汤重当归，地芍芎芩附术推，
柴芷砂仁共羌活，只壳桂枝并小茴，
生姜三片葱三个，气血攻心胡漆医，
咳嗽气急加夏杏，五味桔梗宜相依。

解曰：所谓小温经汤者，言女子血室颇寒，经期越月其将行也，遍身酸软头眩肚痛，恶寒发热而得此，以此温散之，则血和病消，逐月如期而至，自无凝滞结痛之患矣，故有小温经汤之名。

可见其精研医道药方，故世传不衰。

二、梁氏骨伤世家

梁氏骨伤世家，发源于清代南海梁财信，世代以伤科跌打为业，至今仍有传人。

创始人梁财信（1763—1855 年），字玉山，广东南海澜石人。在光绪《广州府志·列传二十八方技》有其传记。据载梁财信"少负绝力，喜争斗"，曾徒手与持利器匪徒搏斗胜之，匪怀恨，翌日挟利刃，俟之，出不意，斫刺交下，梁财信身被十余创，性命垂危。当地绅士责成凶手医治，当时有潘姓者善治跌打伤，"尽技救之，幸不死"，从此梁财信拜潘氏为义父，"受其学而益精之，为一时独步"。嘉庆十年（1805 年），梁财信在澜石墟设馆挂牌行医，采用保元堂为堂号，门前树立了一块梁财信医馆的石招牌，成为梁财信的正铺。

梁财信有许多流传后世的精妙医案。如曾医治一关姓骨折病人，"负重，偶蹉跌，折其胫骨，痛极欲死，舁澜石就医，财信以手揣之曰：'骨碎矣，折可缚，碎不可缚也。'乃饮以麻药，使不知痛痒，以银刀剖其肉，钳去骨之碎者，遂用锯截其口而齐之，命买一样羊最大者，生截其脚骨，等其分寸大小而代续之，乃敷以药，逾月遂能行"。事迹传开，人们称颂一时，更有传说梁财信邻居的家鸡被老鼠咬去一只脚，他试斩鸭脚续驳，结果家鸡走动如常，于是佛山民间流传着"梁财信驳骨，鸡脚换鸭脚"的俗谚。

梁财信又曾治一孝廉，曾因攀登梯子跌下，当时以左手撑地，当即腕骨突起，疼痛不已，找医生诊治，认为是简单的损伤，给他敷了药，不久疼痛停止，但腕骨突起处一直不能恢复，手执持无力，阴雨时恒作酸楚，于是来请梁财信察看。梁财信说已经晚了，当时以手撑拄时，"骨接续处已偏侧，医家未将骨夹正，遽为止痛，今经时久，骨偏处已牢实，不能复原位矣"，这一判断也很准确。

梁财信医馆的业务除医治外伤性骨折外，还兼售本店配制的跌打止痛药物。所制造的梁财信田七药酒（图 2－18）、跌打止痛散、跌打膏药、跌打丸畅销一时。现《少林寺真传跌打刀伤药本》一书中有"风湿跌打药酒方"，注明"梁财信传下"。组成有大牛膝、赤芍、灵芝、天麻、半夏、萆薢、防风、西秦艽、续断、红花、莪术、当归、角刺、泽兰、乳香、川杜仲、香附、桃仁、桂枝、五加皮、防己、羌活、没药、川木瓜、骨碎补、三棱、牡丹皮、川乌、巴戟、草乌（炙）、薏苡仁、穿山甲、桑寄生、川芎、独活、补骨脂。该药酒至今在香港仍有生产。

梁财信的继子梁然光，字桂长，号达川，跟从梁财信后，"能世其家学"，亦成为名医。据载有一村民，其妻子性情极悍，一次夫妻因小事发生口角，互不相让，其妻迁怒于儿子，一时性起，狂用刀乱砍三个儿子，三个孩儿倒在血泊中，年仅一岁多的幼子更被砍成数段。村民急忙请梁然光前来救治，经细心施救，除小儿子不治身亡外，长子和次子都获救。村民感激不尽，尽其所有支付所需药费二百多元，而梁然光怜悯其家贫，又遭此变故，于是免收其费用，受到交口称颂。

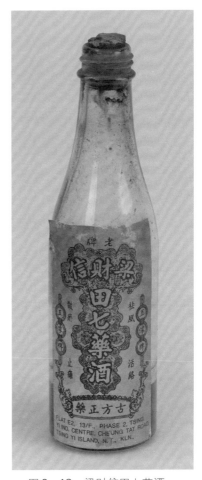

图 2-18　梁财信田七药酒

梁然光生九子，多继承祖业成为跌打医生，以其长子梁贯之最负盛名。不但医馆不断扩大，而且生产的成药也销量倍增。1914年，梁财信医馆先后在广州设馆6间，佛山4间，香港3间，澳门、江门、韶关、顺德容奇、顺德大良、三水西南各1间，各地均可见到梁财信招牌，其业务已转向以售药为主。由于梁氏家族子孙众多，故其成药的商标牌号多达十几种，有日牌、松鹤牌、太极牌、澜石牌、五像牌、令牌、金轮牌等。新中国成立后，广州的梁财信6间制药工场，合并为梁财信总行，以后改制成了公私合营联合制药厂。

梁氏家族第四代中的梁以庄及其子梁匡华，在民国年间参与中医学校教育，任广东光汉中医专门学校教师并编著了《伤科讲义》，留下了珍贵的家族经验。《伤科讲义》署名梁财信、梁以庄、梁匡华。书前绪言说：

"跌打科，乃医学局部名称之一种，要其所得之病状，不外一个伤字。然就以伤字之解释，大约言之，应分五种，跌伤、打伤、炮伤、金伤、火伤。五种之中，则分筋、骨、血、肉四种。四种又分部位与脉络、单病与兼病、衰弱与健康，其如手术亦颇重要。"

此书将伤科主要的问题区分为五伤四种，简明扼要。书中有不少梁氏骨伤临床经验的总结，如论述了各种骨折手术的方法，详述"正骨手术""包裹手术""夹扶手术""救护手术"的动作要领，以及传统中医"摸法""接法""端法""提法""按摩法""推拿法"等的操作。在药物治疗方面，提出可分八类："本科之方剂，分八种，曰还魂，曰止痛，曰扶元，曰祛瘀，曰排腐，曰生肌，曰滋养，曰清导。"书后还有"伤格"一节，论述伤科病历的书写意义、规范和注意事项。

民国以后，梁氏家族的后代多转向制药业，但仍不乏继承骨伤业务者。1959 年，梁氏玄孙梁理平进入佛山市中医院工作，梁理平的女儿梁慕贞在佛山中医院骨科工作，成为梁氏骨伤的第五代和第六代。梁氏后人中尚有在香港开医馆，仍然出售梁财信跌打丸。曾任香港医院管理局主席的西医梁智鸿手术技巧高超，其弟梁智仁是著名骨科医生，均为梁财信后人。

三、管氏外科世家

管氏外科世家，源自广东佛山，包括管德裕、管镇乾、管炎威、管藻馨、管需民、管铭生等几代名医，精于外科和伤科。

管氏世家最初以骨伤科知名。其第一代为管德裕，生平不详，祖籍江苏武进，在民国年间管炎威《伤科讲义》中记载："大父德裕公，系出少林，夙娴技击，通医学，精内功，点脉救伤，咸称神手。"

管德裕之子名管镇乾，字金墀，行伍出身，道光至咸丰年间在军队任军医二品衔，精于跌打刀伤。管炎威记载："先君金墀公，得真传，挟医术历戎行。清咸同间，于长江随营，救活军官士兵甚多。"管镇乾在同治年间定居佛山开设医馆，平素施医赠药，光绪《南海县续志》和民国《佛山忠义乡志》均为其立传。据传中记载，光绪年间佛山数度受灾，如光绪元年（1875

年）四月，飓风打塌房屋，人多伤毙；光绪四年（1878年）三月佛镇城西大风刮后继以火灾，死伤尤惨；光绪十一年（1885年）四月佛山火药局被焚、附近房屋倾倒压伤无数。管镇乾三度抢险赴救，治愈外伤、烧伤病人无数，遂而名声大噪。

管氏第三代名管炎威，为管镇乾之子，字季耀（图2-19）。他继承父亲管镇乾医术，且精通文理，能总结骨伤经验为理论，有《伤科讲义》《救护学讲义》等著作存世。

1924年，广东中医药界创办广东中医药专门学校，管炎威受聘为伤科教授。

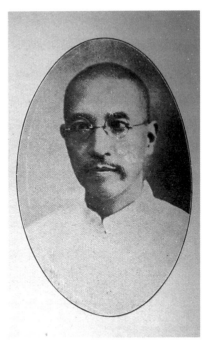

图2-19　管炎威像

1928年广东省举办第11次运动大会，请广东中医药专门学校负责医疗服务工作。学校成立了救护队，由管炎威组织培训及参会救治伤者。大会结束后救护队获得广东省省长、运动大会会长李济深签发的褒奖状。

为教学需要，管炎威编撰了《伤科讲义》，是广东中医药专门学校教材之一。1929年7月，全国医药团体联合会在上海召开中医学校教材编撰会议，诸委员对管氏所编《伤科讲义》称赞不绝，谓："各地此项人才，若凤毛麟角，纵有之，不能秉笔作讲义。而管氏讲义，节目如此其详，资料如此其富，议论如此其精，辞意如此其达，真可传法。亟望管氏书流播，全国奉圭臬，庶惠疮痍而教普及也。"

《伤科讲义》共五卷，卷一、卷二论伤科之正治，卷三论伤科之杂治，卷四论伤科内疿，卷五论脏腑受伤变症。伤科之正治，属于人体跌扑闪挫硬撞，或刀伤铳创，火灼汤油泡伤，外部自头上脑顶而至足趾，内部骨骼经络脏腑血脉部位；伤科之杂治，即孕妇受伤、产妇受伤的证治。内容全面细致，对伤科理论、方药、手法方面均有贡献。书中还详载图解，包括经络穴位图和骨骼图。

管炎威重视伤科诊断，几乎每一疾病后均列有诊断一目，并提出伤科特殊望诊判断预后，如看两眼、看手指甲、看阳物、看足趾甲、看足底。认为两眼有瘀血者则白睛必有瘀血之筋，血筋多者瘀血必多，血筋少者瘀血亦少，两眼活动者易治，两眼不动者难治。其治疗骨折强调摸、接、端、提、按、摩、推拿传统八法，对于手法难以调治者，则提出当结合以器具治疗法，以辅手术之不逮。

管炎威在书中还公开了其自制方 200 多首，包括外用药、内服药，如止痛还魂丹、回生第一仙丹、生肌散、续骨神丹、逐瘀定痛汤等，部分做成散剂以适应骨伤急救。

管氏第四代有管霈民、管铭生，均为广东省名中医。管霈民（1893—1980 年），号泽球，其医术不但精于骨伤，而且拓展到整个外科领域（图 2-20）。曾任广东中医药专门学校、广州汉兴中医学校外伤科教席，编写有《外科讲义》《花柳学讲义》等教材。在《外科讲义》一书中，管霈民指出："外科曰'疡医'。疡者，乃痈、疽、疮、毒、皮肤病统称之代名词也。"这大概反映了全书的范围为"大外科"的概念，实际还包含着五官科、皮肤科的内容。全书主要按发病部位，由上而下编排。全书分 7 篇，开篇为疮疡总论，第二篇头部疮疡，第三篇胸腹部疮疡，第四篇膊肘臂部疮疡，第五篇背部疮疡，第六篇下部疮疡，第七篇疮疡发无定处。各编内容，主要参考《医宗金鉴·外科心法要诀》，也兼采《治疗汇要》《重楼玉钥》《白喉忌表抉微》等著作内容，尤其珍贵的是书中还有不少自制验方。

管霈民认为："今日之真正能疡医者，绝非不学无术之流所能滥竽，绝不可仅以外科之范围者所宥之。其种种之局部变化，内外科亦此病理，同此病证，即所谓'有诸内必形诸外，有诸外必蕴

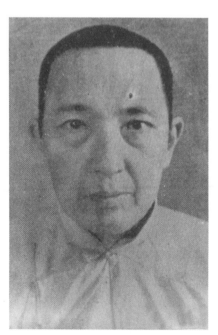

图 2-20　管霈民像

之内'，即是之谓也。读外科书者，幸无存内外畛域之见，而生轻视之心。"强调外科行医不可不重视内科医理。

管铭生（1914—1990 年）长于内科，1978 年被广东省人民政府授予"广东省名老中医"称号。

第三章

医药人文

医药的进步是与社会发展程度相适应的。在古代医药知识尚不发达的情况下，人们曾将祛除病魔的希望寄托于神灵，有时又求助于宗教方士的『仙丹』。这些作为信仰民俗，在地区文化中留下烙印。随着医药知识水平的提高，人们越来越懂得发掘和应用药材，并积极在生活中养生祛病，岭南形成了饮用凉茶和食疗调养的习俗。这些都是岭南医药文化中非常有特色的内容。

本章主要介绍岭南地区历史中各种医药文化遗存、传统典故与养生民俗，一窥中医药生活化的岭南特色。

第一节

医药留痕

历史上的各种医药活动，在社会生活中留下各种印记。人们为了铭记那些传说中济世救民的杰出人物，往往将与人物有关的场景进行专门命名，或者在事件发生的地方举行各种纪念活动。这些融入日常生活的习俗代代相传，成为地方文化的组成部分。本节选取岭南一些医药遗址和遗存，介绍其中的医药文化传奇。

一、仙道传说

在岭南医药学尚未普及的时候，一些采药炼丹的道教方士，也曾以医术为民众治病。在岭南流传的一些神异传说，反映了人们对其济世救人情怀的肯定，以及企求防病祛灾的愿望。

（一）蒲涧仙踪

据记载，秦朝时有方士安期生南来岭南，曾在广州白云山采药，留下了神奇传说。

现今广州白云山东麓有一条蒲涧，是广州有名的景观，据说就是安期生采药的地方（图3-1）。明代郭棐《蒲涧记》说：

"蒲涧在白云东北五里，旧志言涧中多九节菖蒲，其巅有飞升台，世传安期生采菖蒲服食之，以七月二十五日于此飞升。先一日，

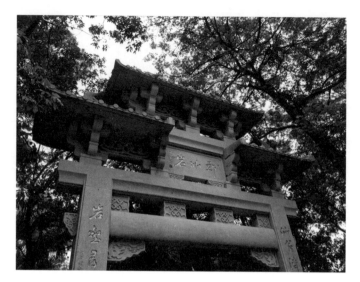

图3-1　广州白云山郑仙岩牌坊

语其徒李少君曰：'我被玄洲之召，当行。'届期，果有龙虎导从数百来迎，其详见本传中。郡人每岁是日，多往洞中沐浴以祈霞举，岂其然乎？夫紫霞、丹府，非凡境也；修真炼性，非凡功也。自安期生飞升后，唯稽川接屣仙踪，何可容易谈耶？今其地有碧虚观，其前有炼丹井，其阳为滴水岩，下有帘泉水，皆甘美，饮之有金石气。"

郭棐还有《安期生传》，记载安期生是山东瑯玡人，原本卖药于东海边。秦始皇赐其金璧数千万，"皆置而去"。在泰山以神楼散救治方士李少君，后来与李少君一起云游天下。东至赤城，南到罗浮，北至太行，西游玉门，周流五岳。在南方所到的地方包括广东博罗的罗浮山和广州等地。清初屈大均《广东新语·山语·白云山》载：

"蒲涧水，安期旧居此……安期将李少君南之罗浮，至此洞，采菖蒲一寸十二节者服之，以七月二十五日仙去，今郡守尝醵士大夫往游，谓之鳌头会云。洞旁有寺，曰蒲涧，前为丹井，水甘温，微有金石气……"

蒲涧在宋元均为羊城八景之一，宋淳化元年建有蒲涧寺。每年农历七月二十四日是传说中安期生的飞升日，广州称为郑仙诞（相传安期生姓郑），俗称白云诞，人们相约登高到白云蒲涧沐浴，纪念这位方士。

广州白云山上还有一处景点叫九龙泉，相传亦因安期生而得名。《番禺县志》记载：

> "九龙泉。相传安期生隐此泉，有九童子见，须臾泉涌，始知童子盖龙也，故名九龙泉，又名安期井。泉味极甘，烹之有金石味。"

《羊城古钞》说这里是安期生的炼丹井：

> "（炼丹井）在蒲涧。昔安期炼丹于此。泉味甘美，烹之有金石气。井栏上刻八卦，泉流下注为大小帘洞。"

（二）茂名石船

广东西部有一个地方名叫茂名。其地名得自西晋末年一位叫潘茂名的道士。潘茂名原本不是道士，年少时好游玩，在西晋永嘉年间离开家乡远游，《高州府志》载他经过新都（今浙江淳安）时，遇道士弈棋，后拜道士为师，"授以黄精不死之方"。后又云游到建康（今江苏南京），听说茅山道士张玄宾"善谈虚无，广怀道法"，于是前往拜谒请教。二人交往论道。后来潘茂名欲返故里。张玄宾对潘茂名说："你的家乡一带有山泉名龙湫，若遇大旱可于洞中祈祷，即可应验。"

潘茂名回到家乡后，隐居东山。每逢大旱，便带乡民往龙湫岩祈雨，果然灵验。乡民感念潘茂名恩德，把东山称为"潘山"。潘茂名事迹被上奏朝廷，朝廷屡次征召潘茂名为官，他都拒绝了。后来潘茂名在城西的观山修行20多年，相传他白天上山采药，助民众治病以及扑灭瘟疫，晚上治《易》明《诗》，修道炼丹。后来在西山驾石船飞升仙游而去。隋朝开皇十八年（598年），他的家乡置县，为了纪念他，便以潘茂名的名字命名，即茂名县。茂名县在唐初属高州，贞观八年（634年）又将南宕州改为潘州，取自潘茂名的姓，治所在茂名县。中国以道士之姓设州，以名设县，唯有潘茂名一个。

据传潘茂名成仙时的石船，仍留在当地。1465年高州知府孔镛撰《潘仙坡记》，称："潘茂名学仙炼丹于此，尚存石船丹灶，今蔽于榛秽中，故名其坡曰潘仙坡。"明知县胥学韶于此建"仙迹亭"，亭首有丹灶遗迹。丹灶旁有一大石块，以砖砌基础承了起来，据说便是石船的遗迹。今高州城东门洗太庙左侧仍有潘仙祠。

清初屈大均《广东新语·卷五·石语》篇中，作有《石船铭》。其序及铭文如下：

> 高州潘仙坡有一石船。中污，两端微起若荷华叶。长八尺有半，广四尺。又有石篙一，在云炉洞，长二丈许。相传为潘茂名真人遗物。予有《石船铭》云：
> "至人餐石，以刚为柔。至人乘石，以沉为浮。风将气御，水以神游。芙蕖一瓣，泛泛如舟。虚无之滓，为尔长留。"

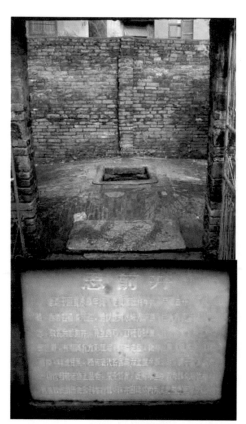

石船现仅存一碎块，长约二尺，宽一尺余，置于洗夫人庙门阶前。

此外茂名城中还有一口水井，相传是潘茂名在炼丹时所用。潘茂名升仙之后，这口古井被称为"思前井"（图3-2）。宋《太平寰宇记》有载："潘真人炼丹之水，味甚香美，煎茶试之，与诸水异。力士奏取其水归朝。"

（三）鲍姑宝殿

广州三元宫有鲍姑宝殿，是供奉晋代南海太守鲍靓的女儿、葛洪的妻子鲍姑的。三元宫坐落于广州越秀山南麓，是广州最大的道观。相传该宫旧为赵王庙，奉祀南越王赵佗。东晋时南海太守鲍靓信奉道

图3-2　思前井

教，在原庙旧址建造了越冈院，用于传授道教理论。明代时更名为"三元宫"，沿用至今。

三元宫内有专门的鲍姑宝殿。广东的广州、南海、番禺以及罗浮山附近的博罗、惠阳等市县的府志、县志等皆记有鲍姑事。《云笈七签》卷一百一十五有鲍姑传，内云：

> "鲍姑者，南海太守鲍靓之女，晋散骑常侍葛洪之妻也。……靓及妹并先世累积阴德，福逮于靓，故皆得道。姑及小妹，并登仙品。以姑适葛稚川，稚川自散骑常侍，为炼丹砂，求为句漏县令。……姑与稚川相次登仙。"

三元宫"鲍姑宝殿"立有坐禅像供奉，历年求医者香火不绝。《南海县志》卷十四《金石略》有乾隆四十五年越冈院住持郁教宁所作《鲍姑祠记》，谈到在越冈（即越秀山）设鲍姑祠的原因说：

> "鲍姑，东晋元帝时南海太守鲍（讳）靓之女，葛仙翁之配也。太守公既以仙真而官南海，姑亦早证仙班。缘契越冈，即越冈天产之艾，以灸人身赘瘤，一灼即消除，无有。历年久，而所惠多。传记所详述者，尤崔生一事……别驾史公名岩泽，原籍溧阳，侨居穗郡，知鲍尚无祠也，爰力任建神情中，设像于冈巅之右，以资敬礼。衲计元帝迄今已一千三百余岁，而越冈之建祠以尊奉鲍姑，则自史公始。"

这里所说的缘由，其实是出自宋代《太平广记》一书所记载的一个传说。据称唐时广州有一个叫崔炜的人，曾遇乞食老姬，对他说："吾善灸赘疣。今有越井冈艾少许奉子，每遇疣赘，只一炷耳，不独愈苦，兼获美艳。"其后崔炜凭此术为人治病，甚至给龙王治好疣赘，屡有奇遇，最终才知所遇老姬即鲍姑，于是崔炜"挈室往罗浮访鲍姑，后竟不知所适"。

鲍姑宝殿旧名鲍仙姑殿，在"文革"期间曾被毁之一空，重建之后改为今名。殿内有塑金的鲍姑坐像。殿前有联四副，分别是："南海建医功未就衣冠随蝶化，东樵证仙籍长留委羽伴鹅峰"；"仙迹在罗浮遗履燕翔传忠话，医名播南海越岗井艾永留芳"；"鲍氏慈怀悬壶济世消顽疾，仙姑施药灵丹一贴起沉疴"；"粤秀灵山藏有虬龙井，越岗红艾妙手众回春"（图3-3）。联语记述了一代女灸家行医之事迹。

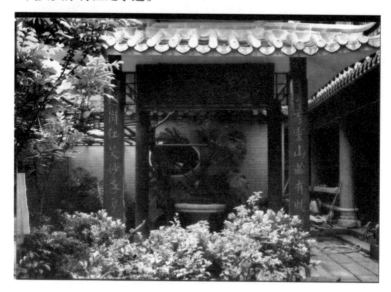

图3-3　鲍姑亭

1944年三元宫重修时，有周宗郎、何诚端撰《广州越秀山三元宫历史大略记》，也特别记载了鲍姑的事迹，并提到鲍姑井。文中说道：

> "鲍姑，鲍靓女，葛洪之妻，与洪相次仙去，已详见《南海志》。越秀山右有鲍姑井犹存（《羊城古钞》），其井为虬龙，井有赘艾（即红脚艾），藉井泉及红艾为医方，活人无数。鲍姑升仙后，三元宫设祠供奉……"

鲍姑井又名虬龙井，位于鲍姑宝殿前的"抱一草堂"内，相传鲍姑当年治病用的就是这里的泉水。现在井泉已干枯，井口用铁丝网保护着。井旁竖着一块石碑，上面雕刻着"虬龙古井"四个苍劲的大字。井的北侧有"鲍姑亭"，绿瓦红柱，也是为纪念鲍姑而设。亭柱上还雕有一副金字对联："粤秀灵山藏有虬龙井，越岗红艾妙手众回春。"据文献记载原来在井旁还有一间古屋，是鲍姑得道之所，1944年被修成藏经阁，可惜"文革"期间未能幸免于难。

（四）药洲方士

南汉是建都广州的第二个政权。南汉皇帝刘䶮（889—942 年）在广州建造他的御花园。当时城南番山、禺山被凿平，东西开凿东濠、西濠，使城市向南扩展到珠江边。又在兴王府西凿湖五百余丈，湖中沙洲遍植花药，名为"药洲"。

药洲的建造，据说"凿湖五百余丈，聚方士炼药于此洲，以是名"。洲旁还有一块"九曜石"，传说从太湖运来。九曜即日、月、金、木、水、火、土七政星配以罗候、计都二星，这些名称本属印度占星术，唐代时始传入中国。另外南汉还在广州建有二十八寺，东南西北各七所，上应二十八宿。

药洲聚方士炼药，主要是指丹药。清人张九钺作《药洲》一诗及序，描绘当时炼丹情形说：

> "莲湖西涌兰湖水，中有药洲长十里。刘王于此望神仙，楼台直与蓬瀛连。星冠羽帔下琼岛，手提不死之芳草。刘王含笑催进丹，选石更肖青瑶坛。奇峰峭刻不知处，似通二华三茅路。美人谓从丹霄来，争擎献寿珠子杯。一刀圭药千夫命，犹恨江南石未罄……"

药洲有哪些方士？按《南汉书·方外传》记载，当时有一位术士叫轩辕述，"精通岐黄术，治病多奇验，远近争趋之"，著有《宝脏畅微论》，内容为"变炼金石之诀"，可能为其中之一。《宝脏畅微论》原书已佚，李时珍《本草纲目》中保留有部分佚文，主要是谈金、银、铜、铁等可用于炼丹的矿物的产地、优劣及炼制方法。南汉后主刘鋹也好丹药之事则多见诸史书。《南汉书》说："后主本荒纵，得女益淫亵无度，多求方士媚药以助之。"批评他"招方士炼药以求长生"，"夫己则求长生，而尽置其赤子于死地"。宋军灭南汉后，据说他投降后便以炼丹为务，《增辑岭海名胜记》引郑学醇《花田诗》注云："南汉主刘鋹归宋为恩赦侯，放归后学炼丹。自古降王得反国，惟鋹一人。"

（五）金花夫人

广东以广州为中心的广府地区多有金花庙，祀奉金花夫人。金花夫人是岭南土产的神灵，与生育有关。

据记载，金花原本是明朝时的广州民女，其时巡按夫人将要分娩，不料难产，数日未能生下小孩，母子危殆，"梦神告曰：'请金花女至则产矣。'"巡按派人找到这位名叫金花的女孩，刚将其接到官署，正巧孩子就生下来了。这原是喜事，却衍生出不幸结果——人们真的当金花是神，是"女巫"，"由此无敢婚神（指金花）者。神羞之，遂投湖死"（《粤小记》）。好好一个豆蔻年华的女孩，没有人敢亲近，更没有人提亲，结果她悲愤之下投湖自尽。但是反而被神化了。人们为她建庙供像，并尊其为"夫人"。《粤小记》说："粤人肖像以祀。神姓金名花，当时人呼为金花小娘，以其能佑人生子，不当在处女之列，故称夫人云。"《广州城坊志》载："居人祠之，主祷嗣事。生惠福巷，故又称惠福夫人。"所以金花庙又称"金花普主惠福夫人庙"，香火鼎盛。

广州的金花庙最初建在仙湖街，被毁后在珠江南岸重建，规模更大，《羊城古钞》记载其"西枕鹅潭，前临珠寺，古木浓阴，三面匝水"，"每首夏神诞，报赛者烟花、火炮、百戏骈集，歌舞之声旬月未已焉"。清代广州有多处金花庙，香火极盛，分布在现今的盘福路、人民北路、金花直街和三元里等地。现在仅存番禺长洲金花庙（图3-4）。

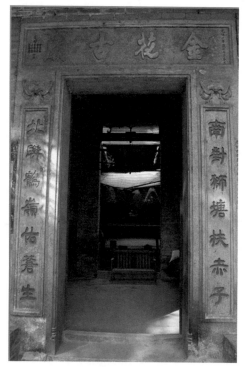

图3-4　长洲金花庙

长洲金花庙门前的对联说："南对狮塘扶赤子，北联鹤岭佑苍生。"反映了金花夫人的"职能"。由于古代生儿育女并不容易，婴儿容易夭折，所以人们特别寄希望于神灵护佑，金花庙中两旁配塑的"神姨"多达二十个，有保痘夫人、保胎夫人、送花夫人、白花夫人、养育夫人、红花夫人、转花夫人等，分工严密。这里的"花"指小儿，"白花"指男孩，"红花"指女孩，"转花"指女转男。

《广州城坊志》记载："金花夫人祠，两旁塑神姨像。村媪往祈子者，以红绒系姨臂，祝曰：婴当属我。"以前重男轻女，可能系"白花夫人"臂的最多。方濬师诗说："金花祠庙傍江干，绕座蛮弦错杂弹。多少裙笄向神拜，红花容易白花难。"从概率上说生男生女是同样的，所以一意求子者，难免有一半机会要失望，难怪"红花容易白花难"。

二、名人留踪

疾病伤患在人生中不可避免，许多在岭南有重要影响的名人都留心或精研医药，留下一些供人凭吊的遗迹。这些遗迹是岭南文化的组成部分。

（一）杨孚井

杨孚井在广州海珠区下渡村，现存为广州确立的第六批市级文物保护单位（图3-5）。其所在的地方原称杨子宅，相传为汉议郎、《异物志》作者杨孚的故宅。

杨孚，据称为汉代广州人。《南海县志》有传记说：

> "杨孚，字孝先，建初中，举贤良对策上第拜议郎。……时南海属交趾部刺史，夏则巡行诸郡，冬则还大府表奏，以后竟事珍献，孚乃著《南裔异物志》枚举物性、灵悟，指为异品，或为韵语，使士民识之。后为临海太守，复著《临海水土记》，亦以正贡献也。"

现有后人辑佚而成的杨孚《异物志》一种，记载了不少南方特有的动植物。有的涉及医药功效。如曾钊辑本《异物志》中，记载"橘树，白华而赤实，皮馨香，又有善味"。橘皮在《神农本草经》中已列为上品，岭南橘皮后发展为道地药材广陈皮。又记载古岭南人食槟榔的习俗说："槟榔……剖其上皮，煮其肤，熟而贯之，硬如甘枣。以扶留古贲灰并食，下气及宿食、白虫、消谷。饮啖设为口实。"书中所载的一些后世常用药材虽然没有提到功效，但反映已在生活中认识和应用。如载"豆蔻，生交趾，其根似姜而大，

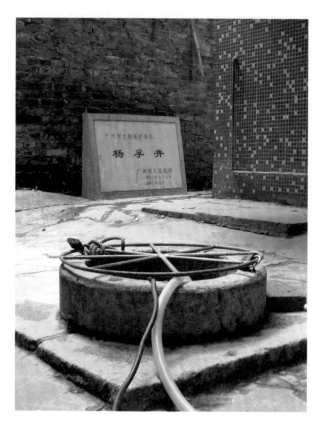

图3-5　杨孚井

从根中生，似益智皮，壳小厚皮如石榴，辛且香"，以及"藿香，交趾有之"，都是岭南特产药材。

杨孚身为议郎，但对岭南方物仔细观察研究，无论从博物学、医药学、地理学、史学角度都很有价值。据说杨孚晚年回到广州，居住于广州珠江南岸，广州人习惯称南岸为"河南"，即源于杨孚。《羊城古钞》载：

> "在珠江南岸，汉章帝时，议郎杨孚故居。孚尝从洛阳移五鬣松种宅前，冬雪盈树，人皆异之，因目其地曰'河南'。盖粤无雪，而孚之松独有雪也。"

又载："孚家在珠江南。尝移洛阳松柏种植宅前。隆冬飞雪盈树。或向其故。孚曰：'偶然耳，草木其能动天哉！'人因目其所居地曰'河南'。"

杨孚故居虽已不存，但作为杨宅后花园水井的杨孚井至今仍存。在近代，村人以青砖、花岗石砌井身上部；现代又以水磨石修筑井栏井台。井深5米，底径1米，腹径4米，井口直径0.44米，略如瓮形。未有自来水前，附近村民皆以此为食用水。

（二）诃林煎汤

广州光孝寺，是岭南佛教名刹，寺中种有诃子树成林，故名"诃林"（图3-6）。《广东通志》载：

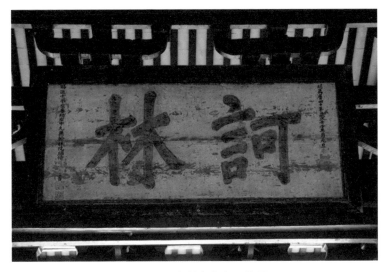

图3-6 广州光孝寺诃林匾

"光孝寺本南粤王建德故宅，三国吴虞翻居此以为圃，多植萍婆、诃子树，名曰虞苑。晋隆和中，僧罽宾始创为王园寺。刘宋永初间，陀罗三藏飞锡至此，指诃子树曰：'此西方诃梨勒果之林，宜曰诃林制止。'"

"制止"为佛教语，意为制伏内心。

虞翻（164—233年），三国时会稽余姚（今浙江绍兴）人，字仲翔。少好学，有高气，通医学。孙权时被贬丹阳泾县（今安徽泾县西）。后又被贬到交州（即广州）。虞翻在此十余年，讲学不倦，有门徒数百人，为《老子》《论语》《国语》作注。他以废宅为苑圃，广植萍婆、苟子（即诃子），时人称为"虞苑"。此处后来被改为佛寺后，仍然保留了诃林，并发挥了医药用途。

诃子是印度医学最常用的药物之一。晋代《南方草木状》说它"可作饮，变白髭发令黑"。光孝寺的诃子被用来煎汤待客。宋代《证类本草》说：

> "《图经》曰：诃梨勒生交、爱州，今岭南皆有，而广州最盛……《岭南异物志》云：广州法性寺佛殿前有四五十株，子极小而味不涩，皆是六路，每岁贡只以此寺者。寺有古井根蘸水，水味不咸。每子熟时有佳客至，则院僧煎汤以延之。其法用新摘诃子五枚，甘草一寸，皆碎破，汲木下井水，同煎，其色若新茶。"

（三）丹灶药池

罗浮山上有稚川丹灶，传说是晋朝葛洪在此地炼丹药的地方。

葛洪当年特地辞掉朝廷册封，要求来岭南盛产丹砂的勾漏县当个小县令。后来去到罗浮山隐居。罗浮山为广东道教名山，号称"第七洞天"。罗浮山上现有许多与葛洪有关的遗址。

罗浮山道观冲虚观是为纪念葛洪而建的。据说葛洪在罗浮山建有东南西北四庵，冲虚观为其中的南庵发展而来。东晋安帝义熙初年（约405年）为纪念葛洪，就在罗浮山南庵故址建立葛洪祠，到宋时立观，初名都虚观，北宋元祐二年（1087年），宋哲宗赐"冲虚观"额，遂一直沿用至今。该观在宋代规模颇大，香火很盛。清代时此观一度失修废圮，抗日战争中还曾成为东江纵队的指挥部。1983年，冲虚观被国务院列为全国重点宫观之一，并从1985年起陆续重修，目前建筑面积三千多平方米，是广东著名道观之一。

冲虚观主要建筑有山门、三清宝殿、钵堂、赤松黄仙祠、吕祖殿、丹房、廊房、库房与道舍等。观名"冲虚古观"为清代两广总督瑞麟所书。主殿"三清宝殿"，供三清塑像，两侧分别伺立张道陵、葛洪、许逊和萨守坚四位名人。在主殿一侧，有葛仙宝殿，这是观内专门供奉葛洪和他的妻子鲍姑的场所。殿前有联云："邹鲁亦海滨，庵结南北东西，尚想衣冠晋代；神仙兼吏治，学绍人天师种，咸归造化炉中。"殿内鲍姑在左，葛洪在右，二像并肩而坐，像旁有联云："神仙忠孝有完人，抱朴存真，功侔两地参天，不尽飞裾成蝶化；道术儒修无二致，丸泥济世，泽衍药池丹灶，可徒遗履认凫踪"。对联概括了葛洪在岭南的事迹和贡献。联内提到的药池、丹灶、遗履等，都是罗浮山上与葛洪有关的遗迹。

"稚川丹灶"在冲虚观右后侧，用花岗石砌成，高3.6米，底座方形，边长2.25米，中部三层石块叠加而成，形状八角，按方位刻以乾、坤、震、巽、坎、离、艮、兑八卦图形和各种仙禽异兽；上部竖4根云龙石柱，柱上为顶盖，有一面的石板上刻有"稚川丹灶"4个大字，此处本来刻的是"葛洪丹灶"4字，为苏轼手迹，现在的"稚川丹灶"是清代嘉庆年间重修后由学使吴云岩补书（图3-7）。

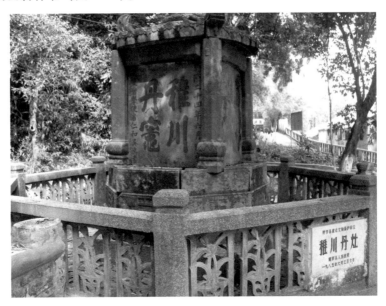

图3-7　广东罗浮山稚川丹灶

"洗药池"在冲虚观侧，据载是葛洪炼丹洗药的地方。池畔巨石上刻有清代诗人丘逢甲的题诗："仙人洗药池，时闻药香发；洗药仙人去不还，古池冷浸梅花月。"

"遗履轩"在罗浮山上，名称来自一则典故。据《羊城古钞》载："洪居罗浮，靓昼临民政，夜尝往来山中，或语论达旦。人见其来，门无车马，独双燕往还，怪而候之，则双履也。"

此外，冲虚观内还有名为"长生井"的古井，深八九米，传说为葛洪炼丹取水处，又传此水饮之可长生不老，有"一斗米换一斗水"之说。

葛洪被誉为岭南医药学的开山祖，从罗浮山冲虚观等各处遗迹，不难感受到他对岭南文化的深远影响。

（四）复古老桥

广东潮州金灶镇有一条"复古桥"，修建于900年前，由宋代文学家苏东坡题名（图3-8）。

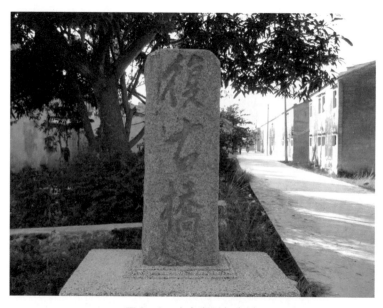

图3-8 广东潮州复古桥

"复古"是人名，全名吴复古，字子野，北宋潮州揭阳人。嘉靖《潮州府志》卷七《隐逸》载："吴复古，字子野，揭阳人。志趣超逸，初有官逊于兄。居大母忧，庐墓三年，手植木墓傍。后去其妻子，筑庵麻田山中，绝粒不食，荐游四方，遍交公卿，然一无所求。侍制李师中于世少所屈，独见复古称曰：'白云在天，引领何及。'东坡、颖滨二苏公暨一时名士，皆倾下之。每论出世法，以长生不死为余事，以炼气服药为土苴。"

史载他为人高洁，"遍交公卿，然一无所求"。他与当时许多文人均有交往，除苏轼外，还有苏辙、晁补之、黄庭坚、秦观、沈括、黄裳、蒋之奇等。

但相交最深的还是苏轼。《苏轼文集》中有致他尺牍 7 通，致其子吴秀才 3 通；《苏轼诗集》中与吴复古（字子野）有关的诗文有 5 篇。吴复古善养生修炼之术，对苏轼有很大影响。

苏轼有一篇著名文章《问养生》，强调"和""安"思想对养生的意义。"和"是平和自然，"安"是顺应规律，文中说："余问养生于吴子，得二言焉。曰和，曰安。"说明这些道理其实是"吴子"讲给他听的。

苏轼在去岭南之前就认识吴复古了，当时他对南方物产所知不多。1082 年吴复古托人送沙鱼、赤鲤和扶劣膏等物品到黄州，苏东坡说："沙鱼、赤鲤皆珍物，感怍不可言。扶劣膏不识其为何物，但珍藏之，莫测所用。"为此他还到处打听，如写信问李公择："近有潮州人寄一物，其上云扶劣膏，不言何物。状如羊脂而坚，盛竹筒中，公识此物否？味其名，必佳物也。若识之，当详以示。可分去，或问习南海物者。"这个"扶劣膏"应该是一种补益保健品。

吴复古与苏轼相见后，经常谈论养生道理，苏轼记载："子野一见仆，便论出世间法，以长生不死为余事，而以练气服药为土苴也。仆虽未能行，然喜诵其言，尝作《论养生》一篇，为子野出也。"这是《问养生》名篇的问世因由。吴复古教给苏轼许多养生常识，例如吃白粥，《梁溪漫志》载："东坡一帖云：'夜坐饥甚，吴子野劝食白粥，云能推陈致新，利膈养胃。僧家五更食粥，良有以也。粥既快美，粥后一觉，尤不可说！尤不可说！'"

又教他吃芡实，苏轼记载他的言论，称"芡实盖温平尔，本不能大益人"，但是"人之食芡也，必枚啮而细嚼之"。芡实味淡，又须细嚼慢咽，"人能淡食而徐饱者，当有大益"。

吴复古又善于辟谷养生。苏轼被贬岭南居惠州时，吴子野前来拜访，曾住于苏轼家制真一酒，每日辟谷，唯饮此酒。苏轼作《真一酒歌》说："远游先生方治此道，不饮不食，而饮此酒，食此药，居此堂。……酿为真一和而庄，三杯俨如侍君王。湛然寂照非楚狂，终身不入无功乡。"

正因为有如此密切的交往，所以才会有苏轼所题写的桥名。

（五）宝芝林跌打

广东佛山祖庙里，建有"黄飞鸿纪念馆"，重现了他的宝芝林药店

（图3-9）。

提起黄飞鸿，在岭南几乎是无人不知，无人不晓。他是一代武术大师，在民间传诵着很多他行侠仗义的传奇故事。

黄飞鸿（1856—1925年），广东南海人，原名黄锡祥，字达云。出身武术世家，祖父黄泰为洪拳名家陆亚彩门徒，父亲黄麒英是晚清广东武术界的"十虎"之一，曾任镇粤将军所部技击教练，兼在广州靖远街开设草药店。黄飞鸿5岁习武，12岁随父在西关及佛山等地街头演技与售药。后来他到广州第七甫水脚开设武馆，教授铜铁行工人武术，因击败挑衅者而扬名，来学艺者日众。

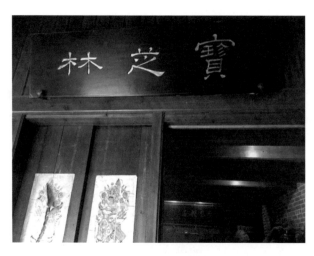

图3-9　广东佛山黄飞鸿纪念馆复原的宝芝林药店

光绪十四年（1888年），抗法名将刘永福率黑旗军驻防广东，不慎从马背坠下，致髋关节脱位，黄飞鸿施以手法治愈，刘永福以厚礼聘请黄飞鸿为军中技击教练，并赠写"医艺精通"的牌匾。后来黄飞鸿曾随刘永福参加中日甲午战争，驻守台南，抗击倭寇。

光绪年间，黄麒英病重，临终嘱咐飞鸿："用拳头谋生，与人结怨甚多；以医为业，则能广结人缘。望汝结束武馆，设立医馆，为人治伤。"父亲辞世后，1896年黄飞鸿遵父命结束武馆，在广州西关仁安街设立"宝芝林跌打医馆"，为人治病，并自制膏丹丸散出售。据说所制药珠有"通脉丹""大力丸""少林还生正脉散"等。其中尤以"通脉丹"最为有名，畅销于广州、香港、澳门，并远销东南亚一带。黄飞鸿"通脉丹"的配方没有流传下来，近人梁达收集的"蔡李佛正骨跌打总方"中录有一首"通脉丹"配方，指出"此方即有名之通脉散，全称'少林通脉散'。相传原为福建南少林寺方，由至善和尚门人李友山传予陈享公"，其方用牛黄、珍珠、川莲（注：当作连，即川黄连）、梅片、琥珀、田七、血珀、沉香、乳香、没药、朱砂、麝香加以配制而成。黄飞鸿的"通脉丹"配方可能与此近似。

据说黄飞鸿还曾向社会公开跌打药酒泡浸和防暑凉茶的验方，张贴于宝芝林门口，让人们抄录药方回家依方泡制。其跌打酒药方是："牛大力一两，千斤拔一两，半枫荷一两，宽筋藤一两，田七五钱，金耳环五钱，上好米酒一斤半，泡浸十五天即可使用。"据梁达编撰的《林世荣真传虎鹤双形拳》一书记载，此方即"宝芝林伤科跌打酒"，该药有活血散瘀、消肿止痛的功效，适用于跌打肿痛等症。

1911年清朝被推翻，刘永福任广东民团局总长时，聘黄飞鸿为民团总教练。不久后刘辞职回广西家乡，黄重回"宝芝林"行医，从此不再收徒。1924年10月，宝芝林医馆在广州商团之乱时毁于火灾。黄飞鸿资财尽毁，忧郁成疾，于次年农历三月廿五日在城西方便医院去世。

黄飞鸿去世后，妻子莫桂兰在林世荣、邓秀琼的帮助下，移居香港，在湾仔高士大道设馆授徒，传授子母刀等功夫，人们尊称她为"四婆"。

三、医药遗存

岭南地区发现的各种医药文物遗存为数颇多，有的可补充文献记载的不足，使人们更全面地了解岭南地区医药历史的发展。本节选介数种出土医药文物、石刻或遗址，以见一斑。

（一）南方医针

《素问·异法方宜论》说"九针从南方来"。在岭南地区出土的一些被认为用于医疗的针具，说明古说不无根据。

1985年10月，在广西武鸣县马头乡西周末年古墓中出土了两枚青铜浅刺针（其中一枚出土时已残断）。针体通长2.7厘米，针柄长2.2厘米，宽

0.6厘米,厚0.1厘米,呈扁的长方形。针身短小,长仅0.5厘米,直径仅0.1厘米,锋锐利。经考证认为是二枚浅刺用的医疗用针,其锋微细,这与古人对"微针"的描述是一致的。这反映出周代时,岭南地区已会用针刺治病。无论是文献记载还是考古发现,都证实中国在很早就应用了针灸疗法。1972年在湖南长沙马王堆出土了帛书《阴阳十一脉灸经》与《足臂十一脉灸经》,据推断成书于战国时期,证明战国时已经有比较成熟的经络学说。湖南属于楚文化地域,而当时岭南亦受到楚文化的影响,故这些针具的出土并非偶然。

1976年7月,在广西罗泊湾一号汉墓,又出土了三枚银针(图3-10)。三枚形制相似,最大特点是针柄绞索状,这是我国最早的绞索式针柄的金属针具。三枚银针长度分别为9.3厘米、9.0厘米、8.6厘米,针柄上端有一个小圆孔,针身径约0.2厘米,呈圆柱形,下端针锋锐利。其形制与现代用针相似。从特征来看可以确认为医疗用针。与《灵枢·九针》所载的形制相比,略有差别,针柄与针身比例有二枚超过了4:1,似适宜于浅刺。这些发现在我国针具史上有重要的意义。

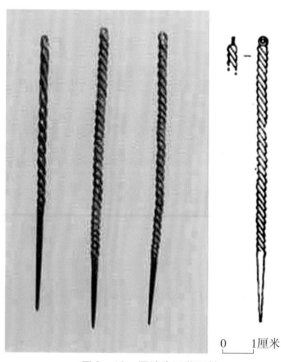

0   1厘米

图3-10 罗泊湾汉墓医针

（二）南越仙药

秦末至西汉初，岭南以南越国自立。20世纪80年代广州发现南越王墓，墓主为第二代南越王赵眜。墓中出土了一系列与求仙思想有关的药物及用具，反映汉初的岭南受到中原文化的影响。

南越王墓西耳室出土了大量珍贵器物。其中出土陶药瓿两个，其内均有"药丸"，共229粒，但其成分无法分析。类似的还有南越王主墓室棺椁的足箱中出土的银盒，盖身与盒身的外周有对向交错的蒜头形凸纹，与西亚波斯帝国时期的银器类似，被认为可能是西亚的舶来品，出土时里面有半盒"药丸"状物，只是成分也已不可辨识。

南越王墓西耳室出土有多种可供药用的物品。其中包括有今天仍属于贵重药材的羚羊角、象牙、乳香等。如羚羊角1件，见于一铜銅内，长约9厘米，直径2.8厘米，重10克，断口处有明显切割痕。羚羊角作为药用，已载于《神农本草经》。《西汉南越王墓》一书称："羚羊角有清热解毒之效，当作为药材随葬。"

南越王墓出土的"五色药石"是该遗存中最有名的医药卫生文物（图3-11）。这一堆矿物，出土于西耳室西侧南墙根，位于铜铁杵臼之旁，品种和

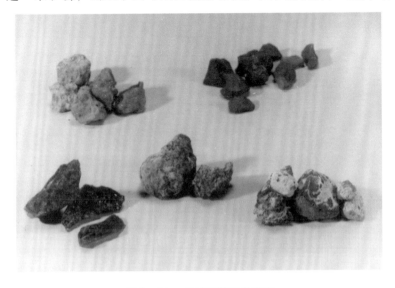

图3-11　南越王墓五色药石

重量为紫水晶173.5克、硫黄193.4克、雄黄1130克、赭石219.5克和绿松石287.5克。汉代有服石之风，汉武帝为追求长生就曾"餐玉屑"，《神农本草经》把丹砂、石钟乳、石胆、曾青、禹余粮、白石英、紫石英、五色石脂等18种石药，列于"轻身益气、不老延年"的上品药中。因此《西汉南越王墓》一书说："古代求长生不老药的事，始于秦始皇而形成于汉武帝，风行于魏晋。初称'五石'散，五色药石一词始见于《汉书》李奇注。"

而作为医药用途的"五石"，有颇久的传统。《史记·扁鹊仓公列传》中有："齐王侍医遂病，自炼五石服之。"不过南越王墓所发现的五种矿石，与传统记载的五石配方不完全一样。如晋代葛洪《抱朴子》所记"五石"为："五石者，丹砂、雄黄、白矾石、曾青、磁石也。"这些"五石"组合，基本上确实是呈现青、赤、黄、黑、白五种颜色的，正好配合五行之色。

南越王墓还出土有一件承露盘，放在南越王棺椁的头端，由高足青玉杯、游龙衔花瓣形玉托架、铜承盘三部分组成，玉杯高11.75厘米，托架造型呈三龙拱怀之势，承盘折沿、浅腹、平底，下有三足。此件高足玉杯承露盘共由金、银、玉、铜、木五种材料做成，工艺精巧、造型奇特。

承露盘是古代祈求长生的反映。《史记》载，公元前115年，汉武帝在长安"作栢梁、铜柱、承露仙人掌之属"，即建造了一个巨大的仙人承露盘，矗立于高台之上。《索隐》引三辅故事曰："建章宫承露盘，高三十丈，大七围，以铜为之。上有仙人掌承露，和玉屑饮之。"葛洪《抱朴子》说："玉屑服之，与水饵之，俱令人不死。"可见汉时承露盘的功用之一是用来承接甘露，以和丹药玉屑饮服，希望以此求长生不死。这种祈求长生的风气传到了南越王宫之中。

（三）桂林石刻

广西桂林有一个刘仙岩，是因道士刘仲远而得名的。刘仲远是宋代桂林人，岩上还有《刘真人歌》（图3-12），前有小序介绍其生平说："仙翁姓刘名景，字仲远，桂林人也……乃习医卜，遍历名山，至京师，馆于贾丞相昌期家二十年。好奕饮，冬夏一裘，瞑目诵庄老周易。皇祐间还乡，容色不衰，父老异之，知其得道者也。乃栖于南溪山之阳石室中……有疾病告者，施以

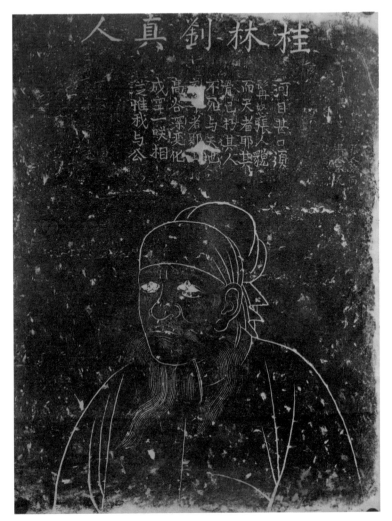

图 3-12　广西桂林石刻刘真人像

药，随愈。远近皆爱敬之。"

　　另外桂林石刻上还有淳熙元年（1174 年）《桂林刘真人传迹》，里面说他"幼尚气节，次为屠，次为商"，"皇祐间还乡，容色不衰，父老异之，知其得道者也。乃栖于所居南溪山之阳石室中。……公自号大空子，人问点化之术，即笑而不答。天台张平叔真人赠以长歌，叙以神仙造化之妙。公警悟，即与平叔、施肩吾从游，人莫知其契也。……寿年一百一十八岁。"

　　刘仲远曾远游宋代京师汴京，与内丹大师张伯端也有来往，桂林石刻上还有张伯端所作的《赠桂林白龙洞刘真人歌》。另外刘仙岩上还刻有"养生汤方"，也提到刘仲远的事迹。方论说："皇祐至和间，刘君锡以事审岭南，至桂州遇刘仲远先生口授此方。仲远此时已百余岁。君锡服此方，间关岭表数年，竟免岚瘴之患。"该方出自南宋的《是斋百一选方》，由香附、姜黄和甘草组成，用法是将药材炒后研成细末，入盐点汤服用。刘仲远对刘君锡说："凌晨盥栉讫，未得议饮食，且先服此汤，可保一日无事。旦旦如此，即终身无疾病。"

（四）李广海医馆

李广海医馆旧址位于广东佛山，是跌打名家李才干、李广海父子行医的地方（图3-13）。

李广海（1894—1972年），近代广东佛山人，跌打名家。其父亲李才干（1833—1913年），字子祯，佛山镇人。少年时爱学武术，身体强壮，臂力过人。跟金山寺僧智明学习跌打医术后，设"平恕堂"医馆执业，医名大著。他为人豪爽，关心贫苦民众，四乡凡到佛山求治跌打刀伤者，用人力车拉送至李才干医馆门下，李亦求必应，贫苦者赠医施药。

李广海继承家学，从小研读中医经典及伤科专著，边读书，边实践。在

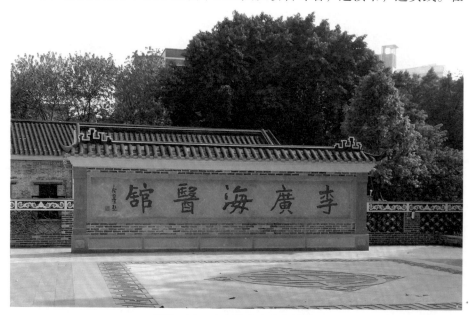

图3-13 广东佛山李广海医馆

他 20 岁时，父亲病故。李广海继承父业，并将"平恕堂"扩建为"李广海跌打医馆"。

抗战时期佛山一带伤病员众多，李广海积极治疗。当时佛山民间武术馆社鸿胜馆主持人吴勤率弟子组成抗日游击队，接受中国共产党的领导成为"广游二支队"，成为广东主要的地方武装队伍之一。李广海秘密收治广游二支队受刀枪炮伤的伤病员。珠江纵队领导人之一郑少康经常写字条，介绍受枪炮伤的伤员前来诊治，李广海来者不拒，免费提供食宿，免费医治，以实际行动支持地下抗战活动。

李广海本人还是出色的武术家，民国初年曾拜蔡李佛拳名师陈盛习武，1946 年，他积极参与复办鸿胜体育会的筹备工作，后连任鸿胜馆两届理事。

抗战胜利后，李广海择地另设医馆。新中国成立后成立佛山市中医院，李广海任副院长，力主创办骨伤科。骨伤科一直是佛山市中医院的拳头科室。他当年行医的原馆址保留下来，现为佛山市文物保护单位，经整修作为纪念馆对外开放。

（五）天医之处

我国自古一直有利用温泉养生和治病的传统。岭南地区温泉众多，其中广东从化温泉尤其中外闻名。在从化温泉镇温泉宾馆松园区内，有"天医处"摩崖石刻。这里有一块长约 4 米、高约 3 米的天然巨石，正面平坦，上面刻着"天医处"三个大字，在其下方还刻有一段铭文。铭文下方的落款为"民国廿六年四月，本分园颐养第一院落成之日，顺德梁培基题并为之记"（图 3 - 14）。

梁培基（1875—1947 年），广东顺德人。他是民国时期著名民族工商家，早年毕业于博济医学校，曾参与创建光华医社和光华医学校，又创办药厂，是著名的医生、制药商。其药厂最有名的产品是"梁培基发冷丸"，是一种中西药物并用的治疗疟疾的成药，开岭南制药业中西药结合之先河。

梁培基在西方医学的影响下，注重康复疗养。20 世纪 20 年代，他在广州长堤之东的二沙岛上开办了一间"珠江颐养园留医院"。20 世纪 30 年代，从化温泉掀起开发热潮，梁培基在此处建立了珠江颐养园的分园，"天医处"

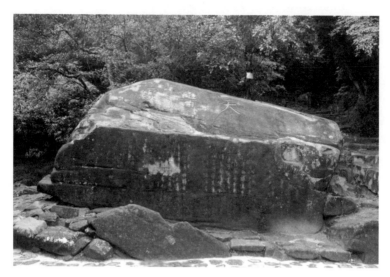

图3-14　广东从化天医处石刻

巨石即在园中。于是梁培基在石上刻下"天医处"之名，并有铭文说：

> "病有药不能治，而须天医者，世多昧此。日居污浊空气中，急欲速效，医则旦暮更张，药则中西杂进，至有不死于病，而死于药者，良可慨叹！珠江颐养园倡建分园此间，岂独爱其清幽，并取其环境适于治病。凡属来居，谅同此见。而仍刻以相告者，冀日触目，俾有恒心，以收王道之功，而登上寿之域。亦古人座右铭之意也。"

"天医"即"以自然为医"之意，体现了梁培基中西医结合、注重康复的思想。

"天医处"摩崖石刻在2015年被广州市人民政府公布为第八批广州市文物保护单位。

南药传奇

岭南地区药材资源丰富，是我国重要的药材产区。所产道地药材素有"南药""广药"之称。同时由于岭南商业发达，也有许多知名的中医药广泛流通。有些成药也被纳入广义的"南药"或"广药"之中。这些优良产品成为岭南医药的特色品牌。

一、道地药材

在中药学中，"南药"指岭南热带地区所产，以及经由岭南进口转输内地的药材。南药品种众多，2016 年广东省遴选了 8 种有代表性的南药予以立法保护，化橘红、广陈皮、阳春砂仁、广藿香、巴戟天、沉香、广佛手、何首乌入选。此外广西肉桂也是著名道地药材。

许多南药应用历史悠久，留下种种典故与传说。

（一）化州橘红

化州橘红简称化橘红。关于此药，有着神奇的传说。据说化州官署内有一棵"橘"树，树下有一个金鱼池。有次州官得了痰病，久治不好，一日仆人无意中舀了金鱼池中的水来煲药，结果这剂药效果特别明显。后来发现金鱼池中飘落了许多橘花，这才知道原因，进一步发现这棵树的果皮效果更好，这就是署内橘红的来由。清代《楚庭稗珠录》记载："橘产化州署中真龙泉口，月生一子，以其皮为橘红，进御。后为风折，再种一株，其味不及。"
屈大均《广东新语》也记载了这一传说，并说该株之橘红功效特佳，"瀹汤
饮之，痰立释……化州故多橘红，售于岭内，而产署中者独异。"

产于化州官署内这一株最为正宗，是最上等的贡品，被官府垄断起来。
据雍正《广东通志》载要由官府主持采制：

> "化州仙橘……其实非橘，皮厚肉酸，不中食。其皮厘为五片
> 七片，不可成双。治痰症如神，每片真者可值一金。每年结实，循
> 例报明上官，至期采摘批制。即官斯土者，亦不易得。彼人云：凡
> 近州治闻谯楼更鼓者，其皮亦佳。故化州橘红赝者多而真者难得。"

"署内橘红"成为宫廷特供，连地方官都难得到。现今故宫中还保存有
这种岭南进贡的署内橘红，保存极为珍重，共有四层，外层是木盒，第二层
是锡盒，第三层是油纸，最内层是黄纸，里面包的橘红切片整齐，每捆用黄
线捆扎，每扎之间还有黄色棉花相隔。木盒外写明"署内橘红一件片"，每
捆上也有黄纸笺写着"署内"二字（图3-15）。

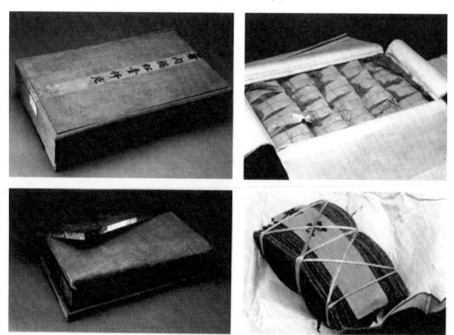

图3-15 故宫藏署内橘红贡品

化州橘红其实不是源于橘。清代黄芝的《粤小记》载：

> "世传化州橘树乃仙人罗辨种于石龙腹上，共九株，各相去数武。以近龙井略偏一株为最，井在州署大堂左廊下，即清白堂故址。余则以龙口相近次之，城内又次之，城以外则臭味迥别矣，误用反不利云。……所谓橘红者，即今之陈皮是也。化州橘红实柚皮耳。今州署甚少，惟学署多种之，而吾郡商贾恒以柚皮伪为之，即化州人至广亦市归贩于各处。其名虽存，其实多伪也。香石云，柚皮伪为之橘红，逾岭而北至京师，亦有效验，不必化州正地道也。"

所以化州橘红实际是源于一种柚树。为何其疗效优于其他品种呢？清代著名学者阮元前来考察，提出一种说法："或曰化城地中多礞石，苏泽堂当石之上，而赖园老树根下，礞石之力更巨，物性所秉，理或然欤？"礞石是一种矿物类化痰良药，化州好的橘（柚）树都正好长在礞石周围，所以才有"瀹汤饮之，痰立释"的奇效。

在署内橘红被皇家专用后，化州民间曾出现了人工栽种的情况，形成了两大果园。一为赖家，一为李家，每家又分上、下两园，上园质量好，下园较次。其中只有赖家上园一株老树能与署内橘红媲美。民国时期，赖园上园有 200 余树，下园 170 余树；李园上园 500 余树，下园 150 余树。两家产量，每年上下园合计，赖园约 24500 枚，李园 28000～30000 枚。

（二）新会陈皮

广东有句谚语说："广东三件宝，陈皮、老姜、禾秆草。"陈皮排第一。陈皮是橘类果实的皮，古人说"陈者为良"，所以叫陈皮。广东人煲汤，陈皮是最常见的佐料之一。香港作家李碧华说："一煲好汤，当然得真材实料——但，它的窍门是一片最好的陈皮。"（《陈皮物语》）

橘皮入药早为古代本草所记载。橘的产地很多，橘皮来源也很广。到了明代，逐渐形成以广东橘皮为优的说法。明代《本草蒙筌》说，橘皮"浙郡俱生，广州独胜"，《医宗必读》也说"广中最佳，福建者力薄，浙产便恶劣矣。愈久愈佳"。《潮阳县志》地方志中说，陈皮于"粤中药材，称为第一"。

广陈皮则以新会及四会之柑皮为正宗。乾隆《广州府志》说:"橘皮入药以广陈皮为贵,出新会者最良。"《潮连乡志》说:"凡果之皮,以柑为尤佳,故特名果皮。而果皮又以新会皮为尤佳。"于是陈皮成为重要产业,新会"种植者千百株成园,每岁大贾收其皮,售于他省。才过岭北,其香转胜,其利最溥"(《新会县志》)。

《新会县志》载,新会之橙"性寒,皮干之,煎汤能疗热病";新会柑皮功效更佳,"暴干,生而青者名青皮;熟而红者名大红皮。凡果之皮以柑皮为尤佳,故又名果皮。入药去白用,能除痰,与橘红同功。陈者良。"

清代广陈皮销售兴旺,不过由于广陈皮需求量大,有些实际未必由新会、四会所出,清雍正《广东通志》卷五十二说:"今广东柑橘橙柚之皮,皆充广陈皮。"正宗新会陈皮还讲究"正三刀"或"对称二刀"的专门刀法,一律剥成3片,这已经成为非物质文化遗产(图3-16)。

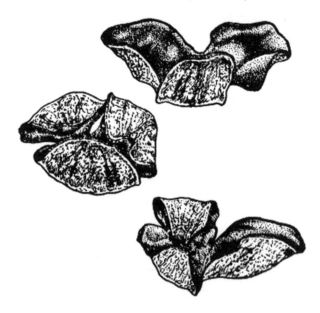

图3-16 广东新会陈皮特有切法形成的形状

(三)德庆何首乌

唐代李翱有一篇著名的《何首乌传》,讲述了何首乌入药的来历。据说何首乌本来是一个人的名字,是顺州南河县(今河北邢台)人。他祖父叫何能嗣，原名田儿，体弱多病，不能生育，于是入山修道。有一天夜间酒醉，朦胧中看见山坡上两株树藤，相距三尺多，苗蔓忽然相交在一起，久久始解，解后又交。田儿非常惊异，次日将藤连根掘回，但无人识得此物。有人建议试作药物服用，于是田儿将其根捣成细末，每天早晨空腹用酒送服一钱。连续服用几个月后，感到身体强健，因此常服不断，又加大用量，每天服用二钱。一年后，身体原来的疾病都好了，花白的头发变得乌黑发亮，于是回乡娶妻成家，十年之内生了好几个孩子，索性把名字改成"能嗣"，意味着能多生孩子。他儿子延秀也照服此药，父子二人都活了一百六十多岁。延秀生了一个儿子叫首乌，一直服用这个药物，也生了好几个儿子，活了一百三十多岁，虽然是百岁老人，头发却乌黑如漆。这个时期，他有一个叫李安期的朋友，偷偷打听到这个秘方服用，也很长寿。此事传开，人们就将此药取名为何首乌。

这个故事虽然发生在北方。但据《本草纲目》引明州刺史李远之言，人们普遍认为岭南所产何首乌最好："何首乌以出南河县及岭南恩州、韶州、潮州、贺州、广州四会县、潘州者为上，邕州晋兴县、桂州、康州、春州、高州、勤州、循州出者次之，真仙草也。"

现何首乌主产于广东省肇庆市德庆县，国家对"德庆何首乌"实施农产品地理标志登记保护。

（四）海南沉香

沉香是古代香药中的重要品种，除一部分源自进口外，岭南也出产优质沉香，尤其以海南所产质量最佳。

《南方草木状》记载晋代的交趾已伐取沉香。宋代《本草衍义》详细介绍岭南沉香的种植情况，指出以产于海南者为最佳："沉香木，岭南诸郡悉有之，傍海诸州尤多。……沉之良者，唯在琼、崖等州。"

宋代宰相丁谓也有同样的观点，他作有《天香传》谈及海南沉香品质优异的原因说："素闻海南出香至多，始命市之於闾里间，十无一假。……雷、化、高、窦，亦中国出香之地，比海南者，优劣不侔甚矣。既所禀不同，而售者多，故取者速也。是黄熟不待其成栈，栈不待其成沉，盖取利者，戕贼之也。非如琼管皆深峒，黎人非时不妄翦伐，故树无夭折之患，得必皆异香。"指出优质沉香需要长时期生长，海南的少数民族不急于采伐，所以能有优质者。

清初屈大均品评，同样认为海南沉香胜于进口沉香："海南以万安黎母东峒香为胜。其地居琼岛正东，得朝阳之气又早，香尤清淑……洋舶所有番沉、药沉，往往腥烈，即佳者意味亦短。木性多，尾烟必焦。其出海北者，生于交趾，聚于钦，谓之钦香。质重实而多大块，气亦酷烈，无复海南风味，粤人贱之。"海南沉香价值不菲。宋代蔡绦在《铁围山丛谈》中说："海南真水香，一星值一万。"

由于海南沉香优质，朝廷长年征贡，结果由于过分开采，香源日益减少。至清代几乎不能供应。这时岭南一种土沉香开始出现，由于主要在广东东莞种植，故又称"莞香"。民国《东莞县志》称"莞香至明代始重于世"，在明清两代成为社会优质用香的主要来源。屈大均记载："莞人多种香，祖父之所遗，世享其利。地一亩可种三百余株，为香田之农，甚胜于艺黍稷也。……当莞香盛时，岁售逾数万金。"

明清时期，东莞寮步的香市与广州的花市、罗浮的药市、合浦的珠市并称广东四大市。香港旧属东莞管辖，当地所产之香从此转运至内地或海外，由于因运香贩香而闻名，被外国人称为"香港"，为香港得名的来历。

（五）广西肉桂

肉桂主产岭南、广东、广西，传统认为产于越南者质量更好，国内则以广西为优。宋代《图经本草》说："岭南所产的肉桂气味足，如果移植于岭北，则气味殊少辛辣，固不堪入药也。"《本草求真》指出："桂出岭南，色紫肉厚，体松皮嫩，辛甘者佳。"即味道辣中带甘为佳。

宋代岭南肉桂已经广泛外运，《岭外代答》说："今桂产于钦、宾二州。于宾者，行商陆运致之北方；于钦者，舶商海运致之东方。"它随丝绸之路远播海外，被西方人称为中国肉桂，也叫广州肉桂，以区别于锡兰肉桂。按法国学者研究，锡兰肉桂其实是因为中国肉桂不足而开发的代用品。

原本肉桂以安南所产最好，清代赵翼《檐曝杂记》指出："肉桂以安南出者为上，安南又以清化镇出者为上。粤西浔州之桂，皆民间所种，非山中自生长者，故不及也。"但由于安南肉桂经多年砍伐，产量已少，据说"安南人先向浔州买归，炙而曲之，使作交桂状，不知者辄为所愚"，拿广西肉桂来作贡品。

清中期梁章钜介绍上品肉桂说："其油饱满，其皮不及分，稍触之，油即溢出，所以称为肉桂。"并且指出："红油、紫油者，虽厚亦不佳，惟以黑油者为上品，盖黑油能滋阴入肾，以收引火归源之功……红油、紫油者，其味必辣，惟黑油则甜润，此可立试而辨也。"（《浪迹丛谈》）

晚清时广西肉桂每年运至广州亦有 60 万元之多，大量对外出口。民国时广东罗定也出产肉桂，广东省财政厅统计"年中不下五万八千余斤"，多数经香港出口，"间中亦有由罗定直运省佛，以为各大药铺甑制药用"。广州、佛山等地制药应用桂油数量巨大，大多数是用广西桂油，少量用罗定桂油。

二、广东成药

明代开始，广东中成药成为著名品牌，行销全国。一些知名品牌也有许多故事。

（一）梁仲弘"抱龙丸"

佛山最早的成药字号"梁仲弘祖铺"创建于明代（图 3-17）。据载创始人梁仲弘早年以行医为主，研制出几种成药在医馆出售，其中专治小儿腹痛、吐奶的"抱龙丸"颇受欢迎。由于南方气候潮湿，不易保存，他又发明了以蚬壳盛药、外封以蜡的早期蜡丸，解决关键的技术问题，使蜡丸广为普及。抱龙丸随着佛山的影响扩大而天下闻名。清初屈大均《广东新语》中曾记：

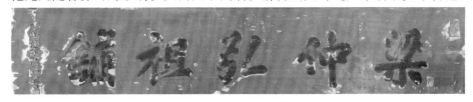

图 3-17　梁仲弘祖铺匾

"广中抱龙丸为天下所贵。"李调元《粤东笔记》也记载:"南方草木入药者甚多,市入制丸裹蜡,俗称广丸,远方携用颇验。"

由于梁仲弘蜡丸销量日增,需扩大经营,于是他扩大店铺,专营蜡丸一种,定名为"梁仲弘蜡丸馆"。店铺门前原来竖有一块写有"梁仲弘蜡丸馆"的木制大招牌,据说因为抱龙丸的奇效,人们深信其招牌之木熬水也可以治病,所以四乡的贫苦民众常偷偷刮其木屑作药用,时间一长,完整无缺的大招牌已然面目全非,不堪使用。清初,梁氏第十七传侄孙梁肇煌书写了"梁仲弘祖铺"的金漆招牌,至今仍存。

抱龙丸专治小儿腹痛、吐奶,以陈皮、法半夏燥湿化痰,檀香、砂仁、木香、香附行气止痛,藿香、紫苏叶、厚朴、薄荷祛风健胃,白芷、白附子、荜茇、川芎、荆芥、独活、天麻、防风、僵蚕祛风止痉,白术、山药、茯苓益气健脾,白芍缓急止痛,天竺黄清热豁痰、定惊止痉,诃子、赤石脂涩肠止泻,朱砂清心镇惊、安神解毒。诸药组合具有祛风、健胃、止痛三效。这种成药至今仍有生产,并被列入《中国药典》。

(二)陈李济蜡丸

"陈李济"是广东乃至全国历史最悠久的中药品牌之一,与北京同仁堂、杭州胡庆余堂齐名。

陈李济的创立过程,宣统《番禺县续志》卷十二《实业志》记载:

"南海河清乡人陈体全者,家贫,母病瘫,三年不愈。体全露祷西樵山,凡五十余夜,遇采药翁出篮中草一茎,方书一卷,授之曰:'嘉子纯孝,草可疗母疾,方书习之,一生衣食勿虑也。然利济之心不可忘。'体全敬谨受教,归进草汁,母病立瘳。勤诵方书,遂精岐黄。治病多奇效,手制丸药,施济贫病,所赖存活无算。时家亦小康矣。好善孳孳,欲设肆以宏利济。尝觅伙,晨叩某甲门,闻其未起,曰:'懒者不足与谋。'归,途遇李氏子,拱立,问何往,体全语之故,李氏子原从受教,鞭笞无怨。体全察其朴诚,订盟合资设肆。榜门大书'陈李济'。李寻卒,余寡妇孤儿,体全抚恤备至……"

李氏子即李升佐，南海西樵人，精通医道，在省城广州大南门己未牌坊下（即今天北京路广州陈李济药厂原址）开设了一间中草药店。他与陈体全的相遇，另有一个传说。据说当日陈体全不小心遗落货款于船上，未发觉就下船走了，货款被同船的李升佐拾获，他为人忠厚，没有见利起意，而是整日在码头等候失主来认领。陈体全回到家中，发现货银丢失，连忙出门一路寻找，找到码头时，李升佐把拾到的银元分文不少地交还给他。陈氏有感其诚，得知李升佐经营药店缺少本钱，便投资合伙，店名取陈李二姓，再突出一个"济"字，"陈李济"由此而来。

陈李济创建后不断发展。1650 年，陈李济创制乌鸡丸，该产品后来衍生出御用名药乌鸡白凤丸。1856 年，陈李济在广州十三行开设一个批发所，作为产品输出、洋药原料输入的口岸贸易机构。1900 年，英法联军入侵广州，老铺不幸毁于炮火，遂将药店暂迁至佛山。英法联军战事既平，即复厂广州，佛山为分店。1922 年在香港设立分店，1935 年在上海开设分店。抗日战争全面爆发后，上海分店移设到新加坡，发展南洋业务。1942 年在澳门开设分店。

据说，清朝同治皇帝有一次偶患感冒，腹痛吐泻不止，御医合议后，建议试服广州陈李济出品的追风苏合丸，果然奏效。皇上大喜，遂赐"杏和堂"三字。因此同治年间，陈李济又称为陈李济杏和药厂。

同时清政府还钦定陈李济珍藏的百年旧陈皮为广东每年进奉内廷的贡品。民国初年颁布商标法，"杏和堂"成为陈李济的正式商标，一直沿用至今。光绪年间（1871—1908 年），"帝师"翁同龢又为之题写"陈李济"店名，三个鎏金大字至今尚存。

陈李济蜡丸的生产工艺颇为独特，其蜡壳是蜂蜡与木蜡混合铸成的，然后将药丸包裹在其中，再用蜡密封（图 3-18）。其制作流程有八大工序，分别是：煮蜡、串原子、蘸蜡、切壳、入丸、封口、剪蒂、盖印，最后得到中药蜡丸壳。陈李济生产了许多著名的蜡丸丸药，如苏合香丸、大活络丸、益母丸、宁坤丸、附子理中丸等。

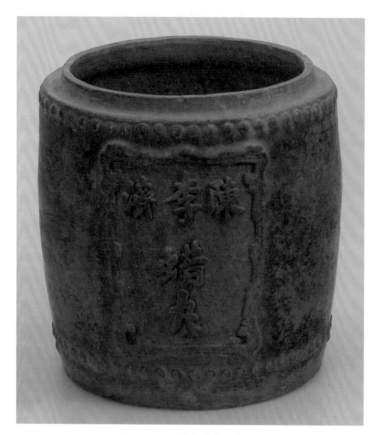

图3-18　陈李济蜡丸药罐

（三）李众胜堂保济丸

李众胜堂药行，于清光绪二十二年（1896年）由李兆基创办于广东佛山，主要生产保济丸、保胜油、保和茶、金蝉散等中成药。其中保济丸消食化滞、解暑清热，最为知名。据称此方来自吕祖所赐。李兆基一夜梦见有一位长须老人，对他说："你一生乐善好施，只是钱少力薄，不能如愿。我如今教你一个药方，制成药丸出售，可了你普济众生之愿。"李兆基醒来，仍能忆起药方，认为是吕祖托梦所传，于是将方所制成药取名为"普济丸"，后来改名为保济丸。此药效果灵验，且价钱便宜，很快门庭若市。李众胜堂逐渐成为当时佛山成药业的佼佼者。

李兆基乐善好施。现存1906年佛山山紫铺五约值理赠送李众胜堂"普济众生"匾额，题记感谢"李兆基善士"云："光绪丙午（1906年）宝山铺赈，见所用万应保济丸，能医毒核、疴呕肚痛、抽筋急症、食滞心翳、痰多咳嗽、小儿惊风、酒醉作呕等症，救活甚众，请饮保和茶，但觉身热、骨痛、痰火、湿毒，到饮者各称奇妙，特刊数言申谢。"1908 年佛镇义仓绅耆送李众胜堂"万家甘露"匾额说："光绪戊申（1908 年）夏秋之交，风水为灾，佛山开仓赈贫民八万余口，贵堂主人助施保和茶三十余天，兼施胜保油，贫民冒暑赴厂，籍以无恙，造福多矣，爰署榜题，用张义举。"这些善举增加了产品的美誉度。

1910 年李兆基在广州浆栏路 15 号增设李众胜堂药行分行，扩大生产。随着业务的不断扩大，1916 年又在香港设立分行。1940 年在上海设立分销处。

"保济丸"主要组成药物为钩藤、薄荷、蒺藜、白芷、木香、神曲、菊花、广藿香、苍术、茯苓、厚朴、化橘红、天花粉、薏苡仁、葛根、谷芽。其工艺要求严谨，具有解表、祛湿、和中的功效。用于肚痛、腹泻、噎食、嗳酸、恶心呕吐、肠胃不适、消化不良、舟车晕浪、四时感冒、发热头痛（图 3－19）。

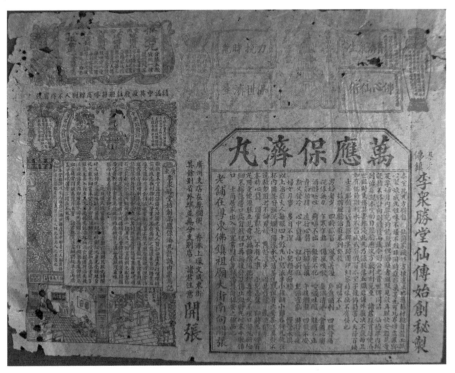

图 3－19　李众胜堂保济丸广告

（四）马百良七厘散

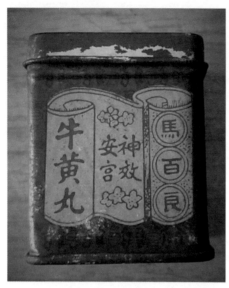

贵宁堂马百良药店创始于清道光年间。店主马百良原为一名中医，兼售中药材，并制销中成药。光绪元年（1875年），业务扩展至省城广州，改名为广东马百良药房，主营膏丹丸散茶油酒等，多数成药为自己厂房生产（图3-20）。畅销的成药有百胜珍珠散、七厘散、盐蛇散、人马平安散、参茸戒烟丸、疬气万灵丹、藿香正气丸、附桂八味丸、黎峒丸、熊胆散毒丸。

图3-20　马百良安宫牛黄丸铁药盒

"七厘散"是马百良治疗小儿惊风的常用药物。市面上一些治疗惊风的药物价值昂贵，民众难以购用。马百良研究后减少贵重药物，多用全蝎、金蜕、羌活、钩藤等祛风平价药物，因其分量只有七厘重，故名为"七厘散"。产品受到欢迎，销量日增。

1892年马百良于浆栏街开设广州第二间分店，以门口竖立通天清花云石招牌为主要标志。1903年在香港开办分店。1912年开设新加坡大马路分店，1913年开设暹罗（现泰国）京城聘街分店。1913年，马百良的孙子马仲如将"宝炉牌"商标在东印度荷兰属地之爪哇荷兰政府注册，1914年开设荷属泗水埠嫦娥友丹街分店。1922年开设澳门果栏街分店及工场。1927年开设荷属巴达维亚分店。

20世纪30年代，马氏后人发生纠纷。经诉讼"宝炉牌"商标判为马剑泉主持的佛山马百良所有。马仲如则将其店名改为粤东马百良仲记药房，另行注册"象牌"商标。

（五）冯了性药酒

冯了性药号创始于明朝万历年间。据载，冯了性父亲名冯国琳，号炳阳，粗通医道和药理，在家乡新会开设药铺。经过研究试验，创制了一种药酒，用于医治风湿跌打等疾病，取名万应药酒，初为自用，赠与街坊乡民，后发现疗效确切，购药者渐多（图3-21）。

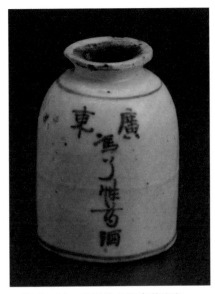

图3-21　冯了性药酒青花瓷瓶

冯了性协助父亲经营店务。后为提高疗效，遍访各地名医。后获一僧人传授秘方，还赐他法号为"了性"。另有传说，一次冯了性在售卖药酒时，由于挑药酒太累，停在路上睡着了。此时一条蛇顺着挑酒的藤枝往上爬，结果连同藤枝一并掉进酒里，结果此酒止痛效果极好。冯了性发现这挑酒的藤枝就是中药材丁公藤。于是冯了性改良药酒的配方，以丁公藤为主药，辅以其他26味药材制成药酒，改名为"冯了性风湿跌打药酒"，将药坊定名为"冯了性药铺"。这种药酒很快走俏，生意兴隆。而清代著作《验方新编》曾载有饮用冯了性药酒的案例：

"有人风瘫，一身四体不能转动，百药不效，后服冯了性药酒一钱，浑身出汗，上呕下泻，半日后行动如常，用药调理，霍然全愈，神效非常。又有一少年风瘫，先饮此酒五钱不效，后渐至一两始见功效。此少年体壮者，饮之无碍。若体虚及老年人不宜多饮，是所切嘱。酒，广东佛山镇并省城及广西省城有买，并有药单。"

冯了性药号在道光年间发展达到了鼎盛时期，产品风行全国，在广州、上海、香港和澳门等地设有分店，产品远销美洲及东南亚各国。

（六）黄祥华如意油

黄祥华药铺创始于清朝咸丰年间。黄祥华的父亲黄元吉依靠制作"金花""花灯"糊口。一年夏季的某天，黄元吉与两个儿子感暑而卧床不起，得一老尼赠方，药到病除。于是他们把此药方珍藏起来。

黄元吉去世后，其子黄祥华继承父业。因向镇郊各乡广泛销售，经常需

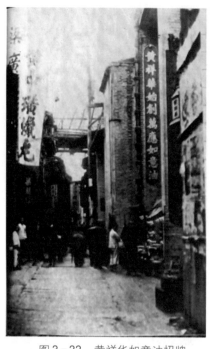

图3-22 黄祥华如意油招牌

要下乡奔走，时有不适，即按药方配药煎液服用，效果很好。黄祥华第四个儿子黄奕楠尝试把药方熬制成浓缩药液，以便随身携带。经多次尝试，黄奕楠熬制出一种既保存有原药方的特效又能治疗一般常见疾病的药油，可以搽食兼用，治疗四时感冒、肠胃不适、小儿腹痛、风痰咳嗽、刀伤出血、汤火烫伤、蚊虫蜇伤等。

黄祥华、黄奕楠父子给家人亲友应用，疗效满意无副作用。在下乡销售时又送给顾客使用。由于口碑日广，人们多来索取药油。最后，黄奕楠改为专职熬炼药油，取名为"黄祥华如意油"，对外销售（图3-22）。由于药油销量很大，其利益高于扎制金花、花灯，于是黄家正式结束其他业务，开设"黄祥华药铺"，专营"黄祥华如意油"。后来又在汕头、江门、上海、香港、新加坡漆木街等地设分店，在广州浆栏街开设总铺。

据传，清代光绪十年（1884年），太子太傅、文华殿大学士、两广总督李鸿章赴广州，一名随行的宠姬患了急病，后由广东仆妇用如意油内服外搽，不久宠姬即好转。李鸿章于是书"韩康遗业"四字赠给黄奕楠，轰动一时。

抗战爆发后，"黄祥华药铺"倒闭。后来黄奕楠的孙子黄凝鎏在香港重新生产，先后在香港、新加坡、马来西亚、印度尼西亚等地注册。

"黄祥华如意油"主要成分有薄荷油、艾油、丁香、玉桂、甘草、血竭、杏仁等。黄祥华如意油祖铺今仍存，1998年被佛山市政府列为文物保护单位。

养生习俗

俗话说"食在广州"，岭南美食闻名天下。除了讲究烹饪外，注意健康更是岭南食俗的特色。著名的广东凉茶既是保健饮品也是祛病良药，讲究食材性味是岭南妇孺的常识。这些都是为了对抗不利于健康的环境因素而形成的习俗。

一、槟榔食俗

自古以来，嚼槟榔是岭南最有特色的习俗之一（图 3-23）。东汉杨孚的《异物志》已有记载。《南方草木状》指出当时习俗之郑重说："交广人凡贵胜族客，必先呈此果。若邂逅不设，用相嫌恨。"唐《岭南录异》说，记载交趾广泛种植槟榔，老幼均食，"广州亦啖槟榔，然不甚于安南也"，食槟榔的原因，"自云交州地温，不食此无以祛其瘴疠"。

宋代广州食槟榔之风仍盛。周去非《岭外代答》记载说："自福建下四川与广东、西路，皆食槟榔者。客至不设茶，惟以槟榔为礼。……中下细民，一日费槟榔钱百余。"

对于槟榔御瘴气的作用，历代人们有不同看法。宋代罗大经《鹤林玉露》盛赞槟榔之功说：

"岭南人以槟榔代茶，且谓可以御瘴。余始至不能食，久之，亦能稍稍。居岁余，则不可一日无此君矣。故尝谓槟榔之功有四：

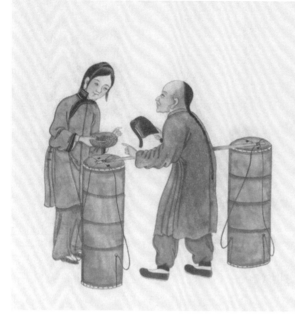

此中國賣檳榔之圖也其人用櫃籠內裝安南海南檳榔沿街售賣每技用剪夾碎數個賣去枣呈食之

图3-23　清代外销画中的海南卖槟榔场景

一曰醒能使之醉。盖每食之，则醺然颊赤，若饮酒然。东坡所谓'红潮登颊醉槟榔'者是也。二曰醉能使之醒。盖酒后嚼之，则宽气下痰，余醒顿解。三曰饥能使之饱。盖饥而食之，则充然气盛，若有饱意。四曰饱能使之饥。盖食后食之，则饮食消化，不至停积。"

但周去非《岭外代答》指出人们对此已有异议：

"询之于人：'何为酷嗜如此？'答曰：'辟瘴，下气，消食。食久，顷刻不可无之，无则口舌无味，气乃秽浊。'尝与一医论其故，曰：'槟榔能降气，亦能耗气。肺为气府，居膈上，为华盖以掩腹中之秽。久食槟榔，则肺缩不能掩，故秽气升闻于辅颊之间，常欲啖槟榔以降气。实无益于瘴，彼病瘴纷然，非不食槟榔也。'"

南宋章杰也指出食槟榔加重脏气开泄，其实会加重患瘴病情：

"峤南地热食槟榔，故藏气疏泄。若一旦病瘴，当攻发，则虚

嬴而不能堪。所以土人多瘠而色黄，岂全是气候所致，盖亦槟榔
为患。"

因此，明代人们已尽量不食。入粤文人王士性说：

"或以炎瘴之乡，无此则饮食不化，然余携病躯入粤、入滇，
前后四载，口未能食锱铢，亦生还亡恙也。大都瘴乡惟戒食肉、绝
房帏，即不食槟榔无害。渠土人食者，惯耳。"

到了现代，岭南一带除了海南，食槟榔已不常见。

二、凉茶流行

岭南地区饮用凉茶的习俗，在清中晚期开始形成。据载，清道光年间广
东鹤山人王泽邦（又名王吉）在广州开王老吉凉茶铺，为凉茶之始。王泽邦
创制凉药一大特点是完全应用广东生草药，岗梅根、木蝴蝶、布渣叶、火炭
母……很多是古代药书没有记载的，同时就地取材成本低廉。这体现了凉茶
的草根性。由于药性偏凉，所以叫凉茶。

广州靖远街十三行繁华之地，搬运、苦力等工人众多。他们长年在炎热
天气下劳作，容易"上火"，王老吉凉茶既方便又有效，正适合他们。于是
凉茶铺得到迅速发展。王老吉原本在广州十三行靖远街开铺售卖煮好的凉茶，
随着生意兴隆，于是改为销售配制好的茶包，使其得到更大范围的传播。在
晚清时，王老吉凉茶铺生意从广州一直扩展到香港，还随华侨远销美国，成
为岭南凉茶的代表性品牌（图 3 - 24）。梁启超在 1903 年撰《新大陆游记》，
就记有王老吉凉茶在美国售价高达每帖 5~10 美元的见闻。

广东地区的其他品种凉茶，还有沙溪凉茶、石岐外感凉茶、廿四味、外
感平安茶、神农茶、黄振龙拟制癍痧凉茶等，不下数十种，大部分多以生草
药为主。许多凉茶不像王老吉有专属性，而是通用名称。例如"廿四味"在
许多凉茶铺中都有制作，其组方也不相同。现代一项对香港、澳门地区凉茶
店所售"廿四味"的调查显示：五间店的品种共有 32 种不同药材，其中只
有 13 种是一致的，分别是岗梅根、山芝麻、布渣叶、冬桑叶、淡竹叶、三桠

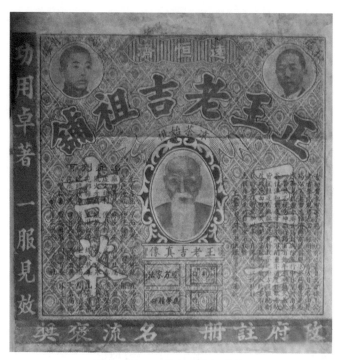

图3-24　王老吉凉茶包装袋

苦、鬼羽箭、救必应、五指柑、葫芦茶、榕树须、木患根、鸭脚皮，其他19种使用频率不一，分别是黄牛茶、金钱草、水翁花、苦瓜干、九节茶、火炭母、金樱根、相思藤、露兜根、千层纸、地胆头、白茅根、海金沙、蔓荆子、青蒿、荷叶、野葛根、蒲公英、芦根。

由于凉药偏于寒凉，所以也不是人人都合适。晚清郑观应刻《霍乱验方》一书谈香山凉茶时说，"余偶病外感，体本中寒脾虚，试服此茶，大伤元气，陡然增病"，"请诸名医考核，皆云似此草根木叶，尽属苦寒之品，虽经久煎，苦寒之性仍在，体坚壮者服之相宜，体虚弱者服之病当增剧"。大多数情况下凉茶是用于治病的，或用于进食煎炸食物之前的预防性饮用。

三、食养知识

岭南人在生活中注意饮食的性味，成为一种传统。

清初屈大均记载："谚曰：冬至鱼生，夏至犬肉。予诗：鱼脍宜生酒，餐来最益人。临溪亲举网，及此一阳春。所以者，凡有鳞之鱼，喜游水上，阳类也。冬至一阳生，生食之所以助阳也。无鳞之鱼，喜伏泥中，阴类也，不可以为脍，必熟食之，所以滋阴也。或云：凡鱼行随阳，春夏浮而溯流，秋冬没而顺流，其浮时可脍，其没时必须烹食，乃不损人云。"其"鳞语"篇中又说："大抵鳝与鱼相反，鱼属火可以滋阳，故蛋人多子，以多食鱼。又方书，鱼鳔白为丸，可以种子。鳝属水滋阴，故患痰火者宜食之。"

掌握了食物的阴阳寒热属性，就不会误食损害身体。清初何克谏著《增补食物本草备考》（又名《增注备载食物本草》），更是系统地介绍了这方面的知识（图 3－25）。《增补食物本草备考》主要以明代穆世锡《食物辑要》一书为蓝本，但有许多新的增补，反映了岭南地区的食用经验。例如何氏新增了不少为岭南习用的物产，如越瓜、苦瓜、蕹菜、芥蓝、竹鸡、英鸡、椰

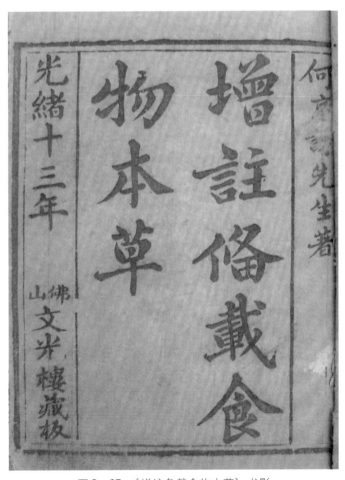

图 3－25 《增注备载食物本草》书影

子、菠萝蜜、五敛子、菴罗果、人面子、林檎子、黄皮果、荸荠、猕猴桃、香蕉、皂角子、野葡萄、槟榔、泥鳅、塘虱鱼、马刀、沙白、禾虫等。对一些食物的岭南品种也加以介绍。如"山药"条云："粤中一种生山中，根细如指，极坚实，刮磨入汤，煮之作块，不散味，甚美，食之益人。"

书中何氏还介绍了不少食物在岭南的特有用法。如"麻油"条云："粤中煮斋品常用，始与茶油、萝卜、菜籽油，久煎愈香而不焦。"也有谈及岭南地区该慎用的食用法，如"鸡"条，在抄录《食物辑要》的说法"泰和老鸡，味甘、酸，性热，无毒，补益人；以五味煮与出痘者食，内托发脓，一二十年尤效"之后，增入一句："此法粤中不可用，以南方风土暖，不可以火济火也，慎之慎之。"

民国时，南海医家李兆贞在《时疫温病气运征验论》中也记载了与医药相关的食俗。其"病初起宜食杂粮"中列举了广州人家常见的养生食物如下（括号中为制作方法）：

煲老冬瓜（加旧陈皮，兼暑加生莲叶）

旧参薯（白皮、心，番薯要出过水）

把齿萝卜（生鸭肾煲）

煎汤泡固城面（火腿生鸭利、翼）

通米粉（腊鸭肾煲）

桂花粉（火腿煲）

河口粉丝（生鸭肾煲）。

第四章

地宜特色

当代广东籍国医大师邓铁涛在1986年中华医学会广东分会广东医史分会成立大会上，曾作题为《略谈岭南医学之特点》的学术报告，提出了岭南医学的三个特点：①重视岭南地区的多发疾病；②重视岭南地区特产的药材和民间经验；③重视吸收新知。这三点指出了岭南医派的最基本特征。它们是因地制宜原则在岭南的具体体现。本章对这三个特色作具体说明。

第一节
理论与临床的地方特色

　　岭南是我国最典型的南方地域，在区域气候、地理、资源和文化等多重因素影响下，岭南医派形成了多样的特色内涵。古代医家虽然没有系统整理和提出"岭南医派"的理论，但各个专科在中医基本原则与思维下，常常不约而同体现出一些共通的特点。在当代"岭南医派"的研究与实践中，这些特色经过进一步的提炼，越来越成为岭南医界的共有认识。

　　岭南医派的理论与临床特色，不是体现为某种特别的学说，而是在整个医疗实践中无所不在的因地制宜思维，从中逐渐形成一些较具规律性的认识与经验。

一、注重环境因素

　　环境对人体的生理病理有着长期和深远的影响。岭南的气候尤甚。历代医家对此有深刻的认识。

（一）对瘴气与环境关系的认识

　　在明清以前，有"岭南凡病皆谓之瘴"的说法。"瘴气"被认为是有地方特点的致病邪气，具有与常见六淫邪气不同的特点。因此，古代阐释"瘴气"，每以岭南地理气候为基础。现代认为，"瘴病"包括多种疾病，其中主要是疟疾，尤其以恶性疟为危重。疟疾有其特定生物性病因，古代医家限于条件，对此只有朦胧的认识。但在论治过程中对环境因素有深入分析，对后人认识岭南环境因素的致病特点有重要启发。

关于瘴气与岭南环境的关系，有两段重要的论述。其一是北宋《圣济总录》对瘴气的论述：

> "今原广南山川地形瘴气所生之因，及春夏之交，瘴气所起之时，与夫人染瘴气而拯治之法，悉著于篇，庶可考焉。且阳生于子盛于巳，阴生于午盛于亥，阳不极则阴不萌，阴不极则阳不芽，而广南位当巳午，则阴阳之气，蕴积于此可知矣。天不满西北，地不满东南，西北方阴也，土地高厚，东南方阳也，土地卑下。而广南方属东南，则土地之卑下可知矣。以其土地卑下，而阴阳二气之所蕴积，是以四围之山，崇高回环，百川之流，悉皆归赴，及秋草木不凋瘁。当冬蛰虫不伏藏，寒热之毒，蕴积不散，雾露之气，易以伤人，此正岐伯所谓南方其地下，水土弱，雾露之所聚者也，故瘴气独盛于广南。"

此处除了运用"卑下""雾露""寒热之毒"等术语外，更大的特点是运用了阴阳理论。为了便于理解上文，参考古代《十二月卦气图》（图4-1）以作说明。

《圣济总录》所说的"阳生于子盛于巳，阴生于午盛于亥"，在图中可清楚看到，左侧从子的复卦开始，由左侧顺时针至巳、乾之位，从一阳发展到六阳；从午、姤之位，一阴生，顺时针发展到亥、坤的六阴之位。这是古代的十二辟卦理论。而从方位来说，古图上南下北，岭南位于正南偏东，也就是图4-1的上方正中偏左，即"位当巳午"。

显然这是一种以中原为中心的罗盘式术数视野。按照阴阳理论中，岭南的位置处于"阳极""阴荫"的交接之处，所以形成阴阳蕴积状况，同时也与土地卑下、山势回环、秋冬不藏和雾露不散等"山川地形"环境有关。

其二是收录于《岭南卫生方》的宋代李璆《瘴疟论》中的有关内容：

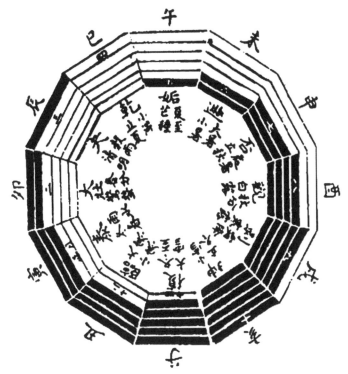

图4-1 元代胡一桂《十二月卦气图》

"岭南既号炎方，而又濒海，地卑而土薄。炎方土薄，故阳燠之气常泄；濒海地卑，故阴湿之气常盛，二气相搏，此寒热之气所由作也。……阳燠既泄，则使人本气不坚，阳不下降，常浮于上，故病者多上脘郁闷，胸中虚烦。阴湿既盛，则使人下体多寒，阴不上升，常沉而下，故病者多腰膝重疼，腿足寒厥。予观岭南瘴疾，证候虽或不一，然大抵阴阳各不升降，上热下寒者，十有八九。"

这段话同样根据阴阳学说说明岭南瘴病特点，不过比《圣济总录》减少了术数色彩。其中指出，从地形来说，地卑为阴；从气候来说，炎热为阳；从环境来说，濒海湿重为阴盛；从性能来说，土薄而阳不能藏，为虚阳；从人体来说，汗多本气不坚为虚……由此指出岭南有气候炎热（炎方）、地势低下（土薄）、濒海阴湿等环境致病特点。对人的影响有以下两方面："阳燠既泄，则使人本气不坚，阳不下降，常浮于上，故病者多上脘郁闷，胸中虚烦。""阴湿既盛，则使人下体多寒，阴不上升，常沉而下，故病者多腰膝重疼，腿足寒厥。"由此，李璆提出以生姜附子汤为主进行治疗，取得了很好效果。

（二）对病因病机理论的启发

瘴气病机主要针对疟疾，还不能作为岭南医学的基本理论，但其中的许多元素可以进一步拓展。明代王纶《明医杂著》指出岭南外感疾病有"类疟"的特点："若寒温失节，汗身脱衣巾，感冒风寒之气，气闭发热，头疼，此则伤寒类也。但岭南气温，易出汗，故多类疟，重则寒热不退，轻则为疟。南方气升，故岭南人得此病者，卒皆胸满，痰涎壅塞，饮食不进，与北方伤寒只伤表而里自和者不同。"由于岭南"气温""气升"的特点，故其治法与北方伤寒不同。

中医基本理论论病机主要以六淫病因与六气病机为基础。从古代医家言论不难看出，岭南病因病机中最具典型性的特点是热邪和湿邪。

岭南地域属于距赤道不远的低纬度地区，有较多的太阳辐射能，气候较温暖，且一年中昼夜长短变化不大。从全年来说，岭南是我国最暖热、能量最多的地方。屈大均《广东新语》说："广州风候，大抵三冬多暖，至春初乃有数日极寒，冬间寒不过二三日复暖。暖者岭南之常，寒乃其变，所以者阳气常舒，南风常盛。"章杰《岭表十说》指出："岭南每以暑毒为病人。盖一岁之间，暑月过半，使人难避而易犯。"因此，岭南地区相对而言伤寒少，温病多。

现代岭南医家对岭南温热发生的季节情况进行调查，证实在岭南气候四季不分明的情况下，各类温病全年可发，并不局限于"四时温病"理论。由于岭南炎热时间长，对人体的影响有长期性。民国时岭南温病学家陈任枚又提出一种"伏气"热邪的观点，他认为："伏气者，乃人身阳热之气，郁伏人身之内，而不得外泄者也……外感不限于温之一气，凡风寒暑湿燥五气，皆称外感，一有所感，皆足以触发内伏之阳热，而为温病。"指出内伏阳热是温病发生的基本病机。现代医家陈锦荣指出岭南的潮汕地区有"积火意识"，并总结为"积火"论，他认为："有一些外邪，初袭人体，不足为病，凑合而积，可以成病。"

岭南又是我国的高湿地区，年平均相对湿度普遍在 75% 以上。《素问·异法方宜论》说："南方者……其地下，水土弱，雾露之所聚也。"已经指出南方最大的病理因素是湿。

在明清以前，岭南人口主要集中在粤北山区，屈大均指出："岭南之雾，近山州郡为多，自仲春至于秋季，无时无之。"其时寒湿较为多见，明代《瘴疟指南》指出："南方之地，寒暑不时。春夏淫雨则多寒，晨夕雾昏，地下湿蒸，故阴湿之气常盛。"明清时期珠江三角洲成为区域中心，阴寒的情况较山区减弱，湿与热结合的情况增多。刘赤选《温病学讲义》指出："东南濒海之区，土地低洼，雨露时降，一至春夏二令，赤帝司权，热力蒸动水湿，其潮气上腾，则空气中常含多量之水蒸气，人在其间，吸入为病，即成湿热、湿温，又曰暑湿，此即外感温热兼湿之谓也。"现代岭南医派认为温病中湿热证候最为常见，而且"湿热邪气不分季节，全年可见"。

二、注重体质因素

关于岭南环境对人体的影响，宋代周去非指出："北人至其地……腑脏日与恶劣水土接，毒气浸淫，终当有疾，但有浅深耳，久则与之俱化。"（《岭外代答》）长期居住在岭南多湿环境下，外湿邪与内湿相召，损伤人体脾胃，往往形成脾虚湿蕴的病理体质的倾向。明代郑全望《瘴疟指南》认为在"发瘴之地"生活的人们其脾虚证候成因受外界环境影响为主，"故脾胃之虚，多由阳气浮于上，阴湿之气伤于下而然，非若内伤之主于饮食劳倦也"。清代医家张璐认为岭南人"身中素蕴瘴湿"（《张氏医通》），成为发生各种疾病的基础体质。

清代医家石寿棠《医原》说："湿伤人隐而缓。隐则莫见，而受之也深；缓则不觉，而发之也迟。"朱沛文《华洋脏象约纂》也指出岭南痹证多与湿热有关："南方者，阳气之所盛处也，其地水土卑弱，雾露所聚，而为病，斯湿热凝于经；其民味嗜酸收，食偏腌腐，而为病，斯湿热之凝于络。故病多挛痹。"

岭南人脾胃久为湿困，易成为痰湿病理性体质。清代刘渊《医学纂要·痰证辨》说："痰即人身之津液，无非水谷之所化，此痰乃既化之物，非不化之属也。但七情无患，气得其正，则形体健旺，脾肾强壮，营卫充足，痰涎即皆气血。若六淫为患，气失其正，则脏腑病，津液败，气血即成痰涎。"湿蕴化热则为湿热，叶天士《临证指南医案》说："久寓南土粤地，湿气侵淫，湿热之质为多见。"

湿久伤阳，则导致阳虚寒湿之质，但与单纯阳虚有所不同。因为湿阻中焦，影响气机流通，阻隔阴阳。所以多见阳虚于下而浮于上的情况。正如李璆《瘴疟论》所说，"人居其地，气多上壅，肤多汗出，腠理不密，盖阳不反本而然"，"阳不反本"指不能固藏于下元。王棐《指迷方·瘴疟论》也说："居南之人，往往多汗，上盈下空。""人生其间，元气不固。"《瘴疟指南》有精辟的概括："若夫发瘴之地，秋冬多热，则人身阴阳之气，上者自上，下者自下，而成水火之未济，天地不交之否。故一触外邪，五脏俱病。其病多上热下寒，外热内寒。"所以岭南上热下寒、外热里寒的证候相当常见。

辨别不同的体质，有利于养生防病。由于岭南环境因素对偏颇体质影响比较大，岭南民众很注意生活中用药物预防或饮食调理。例如偏于湿热质、阴虚质的易"上火"人群，多饮用清热祛湿或清凉滋润的凉茶来帮助清热去湿；岭南人民在不同季节还饮用不同的汤水，或补或清，对偏颇体质进行一定的纠正，形成较好的养生传统。

三、岭南临证特色

岭南用药与北方不同。早在南朝陈延之的《小品方》中已经提到："凡用诸方，欲随土地所宜者。俱是治一冷病，其方用温药分两多者，宜江西、江北；用温药分两少者，宜江东、岭南也。所以方有同说而异药者，皆此之类也。"历代医家认为，岭南的辨证与用药都有独特之处。

（一）辨别体质，因人而异

清代《医宗金鉴》谈到疾病"从化"的不同情况时说："六气之邪，感人虽同，人受之而生病各异者，何也？盖以人之形有厚薄，气有盛衰，脏有寒热，所受之邪，每从其人之脏气而化，故生病各异也。是以或从虚化，或从实化，或从寒化，或从热化……物盛从化，理固然也。"这种情况在岭南临床中相当常见。

清代岭南医家刘渊谈到暑热的辨证时指出："如素禀阳脏，平日喜凉饮凉者，此时烦热躁渴，治宜柴胡饮之类主之；如素禀阴脏，平日怯寒喜暖，好热饮者，此时微热恶寒，治宜麻桂、香苏饮之类主之……若平脏之人，既非火邪，亦非阴脏，则用九味柴胡饮、香苏饮之类。"阳脏、阴脏、平脏指体质偏热、偏寒及平和者。同样感受病邪，治法就不一样。

曾客居广州多年的浙江医家章楠曾举治验为例说："余在粤时，有一体盛肌松之人，春令患风温，身热头痛、咳嗽喉疼。屡用辛凉疏解，咳嗽喉疼差愈，而身热不退，其邪反郁。肢体隐隐如疹状，烦扰不安。观舌，边黄中白而皆滑，始悟其中寒外热，而有湿痰，故辛凉不能解热也。乃用二陈汤加附子一剂，其身大热，满舌皆黄，再用辛凉，加藿朴数剂随愈。"此例虽感风热，但症状表现受体质因素影响，故治疗上章楠先以温化痰湿，再加辛凉治愈（图4-2）。

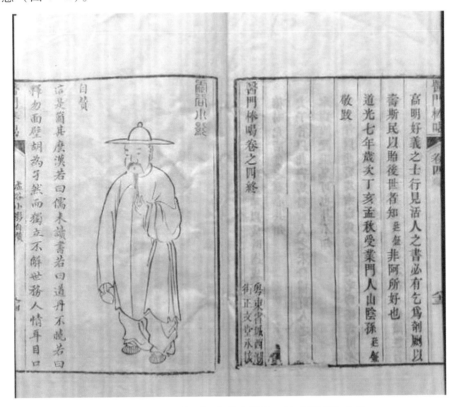

图4-2 《医门棒喝》中的章楠像，该书首刊于广州

因此，这种对阴阳或寒热体质的区分，已成为岭南人的一种习惯，当地人就医往往会告诉医生自己属于"热底"（阳热体质）或"寒底"（阴寒体质）。

（二）顾护正气，忌用汗下

许多医家认为岭南临证不宜汗下。南宋王棐指出："居南方之人，往往多汗，上盈下虚，用药者不可汗、不可吐，亦不可下。"继洪也认为岭南用药应忌汗说：

> "今深广无霜雪，皆如麻黄之地，阳气常泄，既此可知。人居其间，不劳麻黄而自汗，有病则不宜轻用麻黄。此理甚明。前辈诗云：四时常是夏，一雨便成秋。读此一联，不惟可见岭南天气。亦可触类以知乎人之病也。病者多热，才一经汗，便翻然为冷，是岂宜轻汗耶？……若正麻黄汤、青龙汤，则岭南不当遽用也。今人例用麻黄为发散之药，殊不知其力只能驱我之内阳，以劫外寒也。……"

同样，下法亦宜缓，"若夫大便不通，切不宜峻用利药"。

清代张璐认为："西北二方，患真中风伤寒者最多，患冬温者绝少，间有伤于火炕者，亦有伤于火而复伤于寒者，可与越婢汤、桂枝二越婢一汤，以其地厚质实，可胜攻伐，非若东南之禀气屡弱也。至如大岭以南，阳气常泄之地，但有瘴疠之毒，绝无伤寒之患。即使客游他处，感冒风寒，仅可藿香正气之类，若麻黄、青龙，绝不可犯，误用而发动身中素蕴瘴湿，则壮热不止，每致殒命，不可不慎。"

（三）注重气机，寒热并用

脾胃是运化之枢，也是寒热燥湿变化的枢纽。脾虚湿蕴，每每令气机不畅，阴阳阻隔，寒热错杂。民国陈任枚、刘赤选的《温病学讲义》说："湿与温合，酝酿而成秽浊，内阻脾气输运。""若一经兼湿，即连带发生脾证。""湿热重证，必伤脾胃。"这与岭南人体质相当多属于中虚蕴湿有关。在这种情况下当化湿清热，但也需要时时顾护脾胃正气。

由于湿阻气机，在气虚日久，损及下元之后，病人不是简单的虚寒证，而常是上热下寒。对此论治尤其需要注意。清代徐大椿说："西北地寒，当用温热之药，然或有邪蕴于中，而内反热，则用辛寒为宜；东南地温，当用清凉之品，然或有气邪随散，则易于亡阳，又当用辛温为宜。至交广之地，则汗出无度，亡阳尤易，附桂为常用之品。"但附桂应用需要得法。首先当辨寒热真假，如李琛指出："病人烦躁，但问其能饮水否，若反畏冷不能饮者，皆上有虚热，非真热也。皆宜服生姜附子汤。"其次要善于寒因寒用。释继洪说："热药须得法以用之。如附子汤冷服者是也。然此非工巧以处之则不可。""虽主以温剂，复以凉药为佐使，更令冷服，乃热因寒用也。"

近代新会陈伯坛用药分量奇重，附子、干姜等药每味动辄数两，或多至12两者；顺德黎庇留善用真武汤，喜用附子，每获良效。这些医家都善于针对病机，机巧用药。

我国各地的药材资源中，除了一部分作为常用药材流通各地外，还有许多未进入流通领域的药材，往往只在当地应用。这些药材因就地取材，不需储存运输，常是新鲜采摘即应用，故称生草药。岭南地区动植物药用资源丰富，许多医家都注重发掘应用生草药材，这成为岭南临证用药的显著特色。

一、对生草药的发掘与整理

最早总结岭南生草药知识的，是清代岭南医家何克谏。何克谏，名其言，号青萝道人，广东番禺县沙湾人。他著有《生草药性备要》，共收载岭南民间常用中草药 311 种，何克谏认为，草药多属粤东土产，其效胜似岐黄妙术，尤其需要临证参详（图 4－3）。书中提出有关草药药性的经验判断方法说：凡草药梗方骨、对叶者多属温，梗叶圆者多属寒。所记载的用药经验较为简洁，所列病名多为症状名，运用阴阳五行极少，重视气血，具有典型的民间医学的特点。很多术语和用法都具有岭南特色。如：

> "独脚柑，除小儿黄气，五脏虫积，同煎茶饮或琢肉食。"
> "珍珠草，味劫，性温。治小儿疳眼、疳积，煲肉食或煎水洗。
> 又治下乳汁，治主米疳者最效。又名日开夜闭。"

这里出现的"味劫"，在粤语里是"味涩"之意；"琢肉"，是"剁肉"

之意。用语有广府地区特色。同时其用药也带有明显的民间风格。

稍后有清代赵寅谷著《本草求原》。赵寅谷，名其光，广东新会人。全书28卷，载药900余种。内容并非专记生草药，而是将生草药加入到传统本草内容之中，因而是一本带有地方色彩的综合性本草著作。在内容上熔传统本草学术与岭南生草药经验为一炉，传统本草学术推崇刘潜江、徐灵胎、叶天士、陈修园四家之注，岭南生草药传承何克谏《生草药性备要》学术经验，也有发展。

《岭南采药录》，清代萧步丹著。萧步丹是广东南海人。书中自序介绍了对生草药的认识及搜求经过说："南粤地濒热带，草木繁殖，中多可采以治病。乡居时，尝见野老村妪，遇人有疾苦，辄蹀躞山野间，采颉盈掬，归而煎为汤液，或捣成薄贴，一经服用，即庆霍然，是生草药亦医者所不可轻视也。"他对生草药的采集非常广泛，遍及两广地带，经历十余年，搜集整理两粤出产之岭南草药，"然其药品多为神农所未尝，本草所未录，故乏专书以考证，不过古老相传，耳熟能详而已"。该书以"平、上、去、入"四声编次，便于读者检索。内容在《生草药性备要》的基础上有一定的补充。此书初版载药480种，1936年再版时又增补了200余种，共有近700种，是近代岭南影响最大的生草药著作。

《山草药指南》，近代胡真著。胡真，字莞瀹，广东东莞人。该书最大的特点是按人体部位、临床病证将药物分为65类，对指导草药的具体运用有一定帮助。该书在学术上与《岭南采药录》一脉相承，故在每味草药性味功效、主治功能、炮制或食疗方法等方面多有相似之处，互为补充并有所发展。

《广东中医药专门学校药物出产

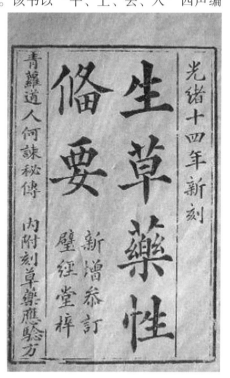

图 4-3 《生草药性备要》书影

辨》，近代陈仁山著，陈仁山是广东南海人。"出产"言地之出、地之产；"辨"者，一辨地即辨何地为道地药材之出，二辨药即辨药之真伪优劣。该书将药物分为16类，其中列"生草药类"辨广东草药，收录81种，多引《生草药性备要》《本草求原》的内容。

二、对生草药的认识与利用

清末民初广州医家林渭渔说："古人用药，只就西北数省之品。今人不然，遍地药皆采入市肆。药店之所售与方书之所载，名同物异。"他就岭南药材的独特价值指出：

> "本土人病，利用本土药治。粤东烟瘴风热暑湿之地，天生砂仁、豆蔻、良姜、香附、陈皮、橘红、槟榔、青茗、三奈、香橼、扁柏、菖蒲、台乌、樟子等，所以散山岚瘴气也……神农尝百草，只就近地之生草而尝，未有尝及东南各省之品也。即中古时所用之参，亦是潞州上党之紫团，北口外之参，前明尚未入中国。古人用药，何一不取之土产？乃世人不察，动以生草药而轻之，不知生熟不必拘分，对症便是良药。"

民国时广东医药界兴办学校教育，开始将生草药列为学习内容。广东中医药专门学校辟有药物园，种植"为伤科、外科教本内所需用之生草药"，计有小还魂、尖尾风、苦芙、小罗伞、大还魂、丁癸草、了哥王、七星剑、山白芷、辣蓼、黑面神、半边旗、大叶半边莲、鹅不食草、地稔、山稔子、青蒿、白花丹、灯笼草、白蚬肉、南玉羌、鹿角草、小叶半边莲、鸡骨草、山芝麻、九里明、防风、猫尾薯、红丝线等达263种之多。

现代对岭南药材的整理研究不断深入，1961年出版的《岭南草药志》载药88种，1963年出版的《广东中药》载药122种，1969年的《广东中草药》收载320种。1983—1987年的广东全省中药资源普查后整理出版的《广东中药志》第1、第2卷各载药约400种。

民间应用草药多是用新鲜生药，性寒者多，为了减低它的寒性可用米炒同煎，或捣榨自然汁和酒调服，对药性起着调整作用；草药中太苦太涩的，煎汤时多和肉类或猪骨同煎，或加糖同煎，以缓减其苦涩，以免影响消化吸收。现代岭南名老中医有很多在辨证处方中配合应用生草药的经验。

三、名家善用生草药

岭南凉茶很多都应用生草药，但生草药并非只有清热泻火的作用。岭南名医善于总结和拓展生草药的用途，在各科临床中都发挥着积极作用。试举一些事例如下。

（一）邓铁涛重用五爪龙

当代国医大师邓铁涛善用岭南草药五爪龙（图4-4）。五爪龙，又称五指毛桃，为桑科植物粗叶榕之根。其性味甘平，功能益气健脾，祛痰平喘。但其性缓，补而不燥，人称南芪。

岭南"地卑土薄"，脾胃气虚者多。中药黄芪用于补气最好。但是黄芪气升，而岭南人体质又多上热下寒，故多服黄芪常有"燥热"的副作用。在临床实践中，邓铁涛认为五爪龙其性平和，如配伍黄芪可增强益气之效，又不致过于温燥，更符合岭南气候

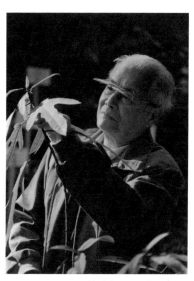

图4-4 邓铁涛与五爪龙

多湿热的特点。单用也有补气作用，常以五爪龙配伍太子参、党参以增其效。在治疗重症肌无力等病证时，经常重用五爪龙这味药。

五指毛桃由于补而不燥，还是广东人常用的煲汤材料。

用五指毛桃煲出的汤水有一股椰奶香味，食味甚佳。五指毛桃除了煲鸡、煲猪骨、鸽子、猪脚都是比较常见的搭配。而针对不同的病人，也可以加些土茯苓或牛大力等药材，增强祛湿或强筋骨的功效。

（二）罗元恺独创二稔汤

岭南妇科大家罗元恺有一首二稔汤，治疗崩漏。以岭南草药岗稔子、地

稔为主药。

　　岗稔子，又叫倒黏子，善于收涩，早在宋代，苏轼被贬海南，就发现了这味药的独特功能（图4-5）。他发现有一种叫"倒黏子"的植物，"结子如马乳，烂紫可食，味甘美，中有细核，并嚼之，则瑟瑟有声，亦颇苦涩"，此果"儿童食之，或大便难"，当地人用它的叶子来治痢疾泄泻。人们还用来代替柿漆，"海南无柿，人取其皮剥浸烂杵之，得胶，以代柿漆，盖愈于柿也"。柿漆是将柿子加水捣烂，过滤去渣后，剩下的胶状物即是，入药有收涩的作用，同时也是日用品，将它涂抹在雨伞、笠帽等表面，可以防水，海南用岗稔子代替柿子制漆，是一个手工业发明。苏东坡当时正为疾病苦恼，"久苦小便白胶，近又大腑滑，百药不瘥"，岛上别无他药，于是根据岗稔子能收涩的性能，"取倒黏子嫩叶，酒蒸焙燥为末，以酢糊丸，日吞百余，二腑皆平复"，苏轼总结了这味药收敛的功能，如刷漆可以防水一样，于是取了个别名叫"海漆"。清初屈大均《广东新语》归纳其作用说："非漆而名为漆，以其得乙木之液，凝而为血，而可补人之血，与漆同功，功逾青黏，故名。取子研滤为膏，饵之又止肠滑。以其为用甚众，食治皆需，故又名都捻。"现在岗稔子仍是岭南食疗佳果，可以用来酿酒、制果汁，还可以煲猪肚等。

　　罗元恺认为暴崩久漏的治疗，当塞流止血，于是以岗稔子配合另一味有类似作用的地稔根共用，配合健脾益气、固肾收涩等药，全方具有较强的固摄止血功用。

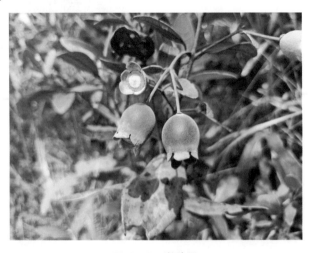

图4-5　岗稔子

（三）班秀文巧用素馨花

广西籍国医大师班秀文治妇科杂症，喜用岭南草药素馨花。班秀文认为，肝为女子之先天，体阴而用阳，藏血而主疏泄，性喜升发条达，且冲任之脉皆系于肝，而诸花皆升，为轻清发散之品，悦肝醒脾，对冲任失调，肝郁气滞所致的痛经等杂症有良好作用。在花类药中，素馨花味甘，性平无毒，无阴阳寒热之偏颇，且悦肝醒脾之功显著，又是岭南常见之物，尤其适合岭南所用（图4-6）。

素馨花原本是外来物种，原名耶悉茗，汉代"自西国移植于南海，南人怜其芳香，竞植之"（《南方草木状》）。关于它还有一则典故。传说南汉时，宫中有美人叫素馨，"性喜簪那悉茗花，因名之素馨"。她在宫中抑郁而死，死后坟墓在广州南郊，叫作"素馨斜"，《广东新语》载："素馨斜，在广州城西十里三角市……有美人喜素馨，死后遂多种素馨于冢上，故曰素馨斜。至今素馨酷烈，胜于他处。以弥望悉是此花，又名曰花田。"以前素馨花只作为观赏植物记载，本草书并不收载，《本草纲目》附录于茉莉花，但没有功效。广东人开发出了它的药食功效，用于制茶，并发现它有良好的临床作用。岭南妇科均喜应用。

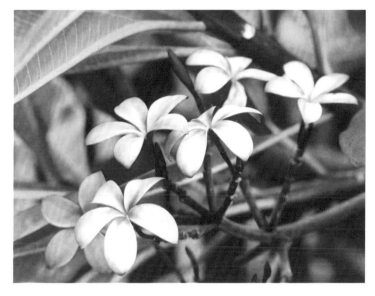

图4-6 素馨花

（四）陶葆荪草药治诸咳

现代岭南内科名家陶葆荪，善于用岭南草药治咳嗽。他有三张药方，均以草药为主。

治疗慢性支气管炎所致咳嗽，他创制了"芒核汤"，药用芒果核四钱，紫苏梗三钱，桔梗三钱，枇杷叶三钱。芒果是岭南常见水果，根据陶葆荪的经验，芒果核有芳香化燥、消滞化痰的作用，对痰湿壅盛的支气管炎用之每效，对由食滞而成的痰嗽，效果更好。

治久咳不愈，则创制三叶汤。药用人参叶、龙脷叶、枇杷叶各三钱，主治伤风食滞，久咳不愈，时时干咳，口燥痰少，间有清涕，喉涸，舌尖边红。药中选用三叶，均以轻清上浮为特色，可直达气管，以清气消炎。其中龙脷叶是岭南草药，善于平肝肺之火以化痰（图4-7）。

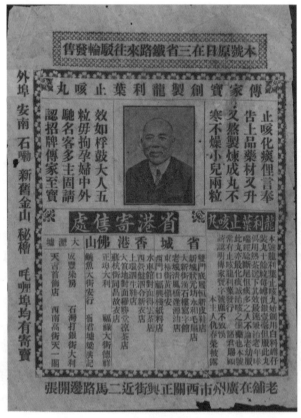

图4-7 民国龙脷叶药物广告

治疗久咳，还有一个食疗方"海底椰汤"。用海底椰三钱煲瘦猪肉（或蜜枣）。海底椰有两种，一种源自非洲塞舌尔，极为珍贵，另一种源自泰国，均为常见。古代本草对它并无记载，岭南人用作食疗，有滋肺之功。陶葆荪此方清而不寒，生津而不滋腻，用治久咳伤津，颇为见效。

第三节

沟通中外探求新知

    岭南是中国南方重要口岸，是海上丝绸之路的主要港口，在某些历史阶段里广州甚至成为我国唯一对外开放的海港城市。这里是中外文化交流的要地，同时也是中外医药知识交流的窗口。

    岭南历史上中外医学交流的事例很多，本书其他章节也有所涉及。本节选取数个典型事例，作进一步的介绍。

一、西域医方传入岭南

    晋代，岭南支法存治疗脚气，在医学史上相当有名。光绪《广州府志》有传云："沙门支法存者，本自胡人，生长广州，妙善医术，遂成巨富。"据传他著有《支太医方》《申苏方》。

    在汉晋时代，都有不少西域僧人前来广州居住。关于支法存，据其姓氏籍贯，大都认为是西域月支（即月氏）人，所以姓支。月支是我国的古民族，秦汉时期游牧于今甘肃敦煌、祁连间，曾击败乌孙，势力扩展至今武威一带，与匈奴互通往来，汉文帝时为匈奴冒顿单于击败，大部分西迁入新疆伊犁河流域及其以西一带，少数迁入今祁连山，依羌族而居，前者称大月氏，后者称小月氏。天竺与大月氏相邻，支法存可能是大月氏人，通过海路来到广州。

    晋朝时，许多中原人士来到岭南，由于水土不服，很多患有脚气病。而支法存正善于治脚气。孙思邈在《备急千金要方》论风毒脚气时说：

> "考诸经方，往往有脚弱之论。而古人少有此疾，自永嘉南渡，衣缨士人，多有遭者。岭表江东有支法存、仰道人等，并留意经方，偏善斯术，晋朝仕望，多获全济，莫不由此二公。"

他治疗的特色是用药平和，孙思邈记载："南方支法存所用，多得力温和、不损人，为胜于续命、越婢、风引等汤。罗广州一门南州士人常用，亦治脚弱甚良方。"

支法存的医术，是源自中国医方，还是带有外来色彩呢？从目前可见的资料来看，可能两者均有。如前述防风汤所用药物都是中医常用药。但在《肘后备急方》卷八又有"药子一物方"，称"此法出支家大医本方"，可能通治各类，用法是"取药子中人（仁），暖水二合，研碎服之"。对此"药子一物"，方前有介绍："婆罗门，胡名船疏树子，国人名药，疗病唯须细研，勿令粗，皆取其中人（仁），去皮用之。"说明此药来自西域。对此药究竟为何物，后世一直未有定论。至近代证实应为婆罗子。清人周学海说：

> "近有以婆罗果治心胃痛甚效。其形如栗，外有粗皮，故俗或名天师栗。此物来自西域，古方少用，本草不载，惟近人赵恕轩《本草纲目拾遗》载之，亦仅言治胃痛心疾而已。嗣读《肘后方》药子一物方，所言形象、制法、主治，一一皆与婆罗果合，且言婆罗门，胡名那疏树子，是字音正相近矣。"

他指出"婆、娑"二字音、形相近，"船"字与"那"字字形相似，推论此药即婆罗子。婆罗树原产于印度、东南亚等地，常绿大乔木，其子入药。现广州一带也有出产。

二、香药转输流风及远

唐朝，广州是有名的国际化都市。《旧唐书》载："广州地际南海，每岁有昆仑乘舶与中国交市。"唐玄宗开元、天宝年间，两度下令禁止与西域互市，使中西陆路交通断绝，广州更成为阿拉伯、波斯商人的集中地。他们输入各种外国香料，大受中国上层社会欢迎。唐代诗人王建有诗描写广州市面：

"戌头龙脑铺，关口象牙堆。"龙脑指龙脑香，即中药冰片，此外还有乳香、没药、安息香、丁香、沉香、甲香等，既是香料，也是中药。不过最初人们对香料的药用功能认识不多。正是在使用香料的过程中逐渐积累起应用经验。

经营香药的阿拉伯和波斯的穆斯林，有的在中国久了，已经汉化。唐代末年有个叫李珣的，先祖就是波斯人，后来改随唐朝国姓为李。他们一家世代以经营香药为生，经常来广州。李珣还总结了家族经营进口药物的经验，写成《海药本草》一书。海药就是海外进口的药物。李珣对很多香药的功效都作了新的补充，例如沉香，前人说它只能"熏衣去臭，余无别功"，尚未清楚其药效。李珣则指出它还可以"主心腹痛"，后来确实成为治疗心胃疼痛的良药。

北宋期间，朝廷为管理外贸，在各地港口设置了市舶司，明州（今宁波）、杭州和广州三地的市舶司以广州最为繁忙。北宋神宗熙宁十年（1077年），"明、杭、广州市舶司博到乳香计三十五万四千四百四十九斤"，"其内明州所收惟四千七百三十九斤，杭州所收惟六百三十七斤，而广州收者则有三十四万八千六百七十三斤"。广州所收数量占三州总数的90%多，"是虽三处置司，实只广州最盛也"（《粤海关志》）。张世南《游宦纪闻》载："诸香中龙涎最贵重，广州市直每两不下百千，次等五六十千，系番中禁榷之物，出大食国。"

元代，海外贸易的中心转移到泉州，但广州仍是重要的贸易港口。据陈大震《南海志》记载，元代经广州进口的"药物"类有龙脑、阿魏、没药、胡椒、丁香、肉豆蔻、白豆蔻、豆蔻花、乌爹泥、茴香、硫黄、血竭、木香、荜茇、木兰皮、番白芷、雄黄、苏合油、荜澄茄等近20种，另外，"香货"类中可兼药用的有沉香等13种，"宝物"类中可兼药用的有象牙、犀角、珍珠、龟筒、玳瑁等5种。

大量香药的进口，对医家用药造成一定影响。宋代方书中用香药组方很多，尤其是官营的和剂局大量出售以香药制造的成药，推动了"香燥之风"盛行，引起医学思想的变革。

三、取道澳门传入新知

明中叶以后，欧洲殖民主义者东来，谋求在东方立足。嘉靖三十二年

（1553 年）葡萄牙人借口船只遇到风暴，请求借地曝晒水渍贡物，并行贿中国官员，取得在澳门的赁居权。以后葡萄牙人不断扩大赁居范围，拓展贸易活动，发展澳门贸易。由此澳门成为西方文化的一个窗口。

葡萄牙人在澳门立足之后，这里成了西方传教士来华的前哨基地。许多传教士经由澳门进入内地，促进了中西文化交流。其中意大利人利玛窦、熊三拔、罗雅谷、汤若望、瑞士人邓玉函等，在中国一定范围内传播了早期西洋医学知识，并产生了一定的影响。

如意大利的利玛窦（P. Metthoeus Ricci, 1552—1610 年）于 1582 年来华（图 4-8）。当年 8 月他到达澳门，次年试图进入广州未果，留在澳门学习汉语。1583 年终于获准前往肇庆，传教数年，后又到韶州（今广东韶关）停留。后来利玛窦经江西北上，到达南京，1598 年到达北京。他在北京传教，结识了许多中国知识分子，传播了西方科学知识。例如他的著作《西国记法》有神经学说等西方生理知识，提到"记含之室在脑"。他与中国文人、医学家王肯堂也有交往。

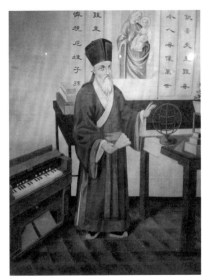

图 4-8 利玛窦

意大利传教士熊三拔（P. Sabbathinus de Urisis, 1575—1620 年）于 1603 年来到澳门，原计划去日本，后来被改派中国，于 1606 年前往北京。他在华期间撰写了《泰西水法》，其中涉及西方的消化生理学内容，以及古希腊名医希波克拉底的土、气、水、火四元素说等。熊三拔还著有《药露说》一卷（1618 年），现存抄本，介绍了蒸馏及制造药炉等仪器，有名医吴金寿的按语。熊三拔晚年在澳门去世。

瑞士传教士邓玉函（P. Joannes Terrenz, 1576—1630 年）于 1619 年到达澳门，开始学习汉语，2 年后到达杭州，再过 2 年去到北京。他曾翻译校阅《泰西人身说概》和《人身图说》（与龙华民、罗雅谷等合译）等。今本《泰西人身说概》，题邓玉函撰，毕拱辰译，是最早传入中国的解剖生理学著作。

通过澳门，还有不少外国药物传入中国。例如金鸡纳，又叫奎宁树，中国文献又叫金鸡勒，其树皮与根皮是提取奎宁（又叫金鸡纳霜）的重要原料。奎宁是治疗疟疾的特效药，1655 年，欧洲第一次用金鸡纳治疗疟疾，取得成功。清康熙年间，来华的西洋传教士将金鸡纳霜传入中国。1693 年他们用这种药物治好了康熙的疟疾。当时法国传教士洪若翰和刘应从广州被召到北京，洪若翰记载说："我们带了一斤金鸡纳霜，那是对我们特别仁慈的多罗神父从法国给我们寄来的，这药在北京还不为人所知。……四位朝臣自告奋勇来试尝……他得知四位朝臣都安然无恙，就毫不犹豫地喝下了金鸡纳霜。那天下午三点，他等待高烧再起，但是没有发烧。一天一宵平安地过去了。宫廷里一片欢腾。"

金鸡纳霜的疗效得到证明后，康熙后来还将它赐予亲近的大臣。清代赵学敏《本草纲目拾遗》记载此物主要来自粤东，并收录了澳门外国人的应用经验："治疟：澳番相传，不论何疟，用金鸡勒一钱，肉桂五分，同煎服，壮实人金鸡勒可用二钱，一服即愈。解酒，煎汤下咽即醒，亦澳番传。"不过限于条件，金鸡纳传到中国的数量有限，并未能在社会上广泛应用。

西洋参也是通过澳门传入中国的，所以又叫广东人参。民国时药学家赵燏黄指出："西洋参之输入中国常先向广东、香港进口，然后再运至沪，而沪埠参商故又名之曰广东参，此并非广东产地。"

1701 年，法国耶稣会士杜德美（P. Jartoux）来华，专门去东北详细考察了中国人参的形态，并详细绘图，1711 年他致信耶稣会，介绍了中国人参的产地、形态、生长状况和采集方法，并附图样，他推测经纬度和环境与东北相近的加拿大可能会有此植物。在加拿大魁北克传教的耶稣会士在当地印第安人协助下找到这种植物。后来法国人大量收购，转卖到中国。由于销路好，使得北美出现一股"挖参热"。西洋参入口到广东，广东人以为产自佛兰西（法国），叫它"佛兰参"。日本又从广东进口，称之为广东人参。在香港未开埠之前，广州是西洋参进口的唯一港口，是中国与美国贸易中的重要商品。

随着中外来往的增多，也有一些新的疾病借机传入。例如梅毒，中医又叫杨梅疮。一般认为，梅毒是在明朝中叶传入我国的。在欧洲，15 世纪末至

16世纪初的哥伦布航海后出现梅毒盛行，并传到亚洲一些地区。1792年英国医生福特指出印度、中国、日本的梅毒都是葡萄牙人传来的。可能是一些在印度及南洋营商的人士将其带入广州。李时珍说："杨梅疮，古方不载，亦无病者。近时起于岭表，传及四方。"陈司成《霉疮秘录》也说："究其根源，始于午会之末，起自岭南之地，致使蔓延通国，流祸甚广。"（《霉疮秘录·霉疮总说》）我国医家很快研究出用含汞制剂治疗梅毒，同时用土茯苓对抗汞剂的副作用，对西方也产生了影响。

这一时期的澳门还是西方认识中医的窗口。明末清初来华的波兰传教士卜弥格对欧洲人了解中医起了重要作用。他出生于波兰御医世家，1644年来到澳门，很快精通汉语，后被派往海南岛传教。1649年，他辗转到广东肇庆的南明永历朝廷，南明王室试图向欧洲求援，于是派卜弥格等携带求援信于1651年从澳门出发返回欧洲。卜弥格虽然见到了新任教皇亚历山大七世和葡萄牙国王，但是他们无意出兵，1656年卜弥格返回中国，逝世于中越边境。卜弥格在华期间留心自然科学，并对中医有较深入的了解。他著有一系列介绍中医的著作，如《耶稣会士在中国的传教士卜弥格认识中国脉诊理论的一把医学的钥匙》（简称《医学的钥匙》）、《中医处方大全》《论脉》《舌诊》《中国植物志》等。与一般传教士只是简单介绍药物知识不同，卜弥格对中医经典《黄帝内经》《脉经》进行了部分译介，对欧洲产生了较大的影响。

四、近代变革首创医院

19世纪后，近代化的西方医学传入，除了在理念观念上对中医带来冲击外，有些新的发展形式，对中医也有促进作用。例如西医的医院形制，带来了临床诊疗新模式。作为英国殖民地的香港，率先出现了建立中医医院的尝试。

英国殖民者占据香港后，建立了西医医院，但当地华人多数无力去医院就诊。1872年，香港殖民当局同意华人自办以中医治疗为主的东华医院。这间医院在形式上借鉴了西医院的制度，设有门诊和留医，主要用中药治疗。有药房、烹药房以及清洁、护理等各类服务机构。它在医院管理方面的一系列制度，对后来的中医医院不无借鉴价值。

作为一间公众集资创办的医院，其管理不同于个人诊所。东华医院在医生管理方面走向规范化（图4-9）。如医生选聘，需要公开考聘，合格者才能留用，"凡荐来医生，先诊院内病人十五日，然后在赠医所赠诊十五日，期满，俟值事妥商，再行具关延请"，这保证了医生具有较高的素质。

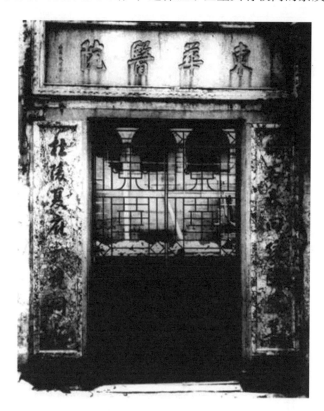

图4-9　香港东华医院

在医院管理方面，由于身处殖民地，不得不接受当局按照西医医院模式提出的要求，例如要有各种卫生消毒和隔离措施。1896年又引入了政府西医。于是率先成为中西医同台竞技之所。院中治疗用中医还是西医，完全任由病人自己选择。不过在治疗手段中，中西医互相加深了认识，也形成了中西医互补的模式，如有的病人小便不通，"如经中医诊治，遇有小便不通之症，而中医药经治无效，欲求西法放尿之快捷者，请向病人说知，得其同意，先与西医磋商，如西医允许代为放尿后便无大碍，并允由中医继续医治，此无问题。若西医以为此症应由西医全权料理者，即转与西药医治"。当然，中西医之间也存在争议。由于政府西医具有强势地位，认为中医不能治疗传染病等病种，提出禁止将几类疾病交由中医治疗，引起中医的抗议。实际上在有效的隔离措施下，中医完全可发挥治疗长处。据陈谦《香港旧事闻见杂录》记载：

> "二十世纪一十年代香港天花盛行，一经西医诊治，即报告香港卫生当局，立刻送往隔离医治……太平绅士何棣生……建议港英医务总监调派东华医院各中医生轮流驻在东华痘局，以中医中药治疗，其始医务总监坚持法例，不允批准，但由于街坊群众一再呼吁，港英当局不得已允如所请……中医确有一套医术，按照我国传统的治痘方剂，十愈六七，疗效显著，使那些西医生哑口无言，而港英的医务总监亦为之吃惊。"

随着医疗诊务的繁忙，由于中医人手不足，1939 年，东华医院着手编写了《备用药方汇选》一书，于 1940 年刊行。这是最早的中医医院协定处方与院内制剂。由院内中医将常见疾病的药方配好，分为不同类型，事先制成制剂，在诊务繁忙时医生直接写制剂编号，病房按编号发药。这也是适应现代发展的一种创新。

近代国内中西医论争虽然剧烈，但多是在理论上争论，国内较少这种中西医实践对比的阵地。在殖民地条件下的香港东华医院开创了一种新的模式。许多经验对后来的中医医院发展有着借鉴意义。

五、勇闯海外发展理论

自古以来，不断有广东华人到南洋地区生活，明清至近代尤多。随着华人社区的形成，中医药也随之被带到了南洋地区。在近代，南洋华侨中医在人才、知识等方面对国内有一定依赖性，例如不少华侨医疗机构从国内招考中医，人才流动对南洋中医的发展起了重要作用。

南洋地区属于热带，与岭南气候相近，因此经过岭南医学熏陶的岭南籍华侨医家较易适应当地气候，并且积极实践和思考，为中医的海外传播与发展积累了重要的经验。

南洋中医结合地区气候特点，应用和拓展了中医的方土观思想。例如晚清时，广东新会医家陈珍阁来到刚开埠不久的新加坡，他对当地环境与疾病的关系进行总结，在著作《医纲总枢》中指出当地疾病有"湿气"严重的特点，更细致地将"湿气"分为三类，其一是山林旷野湿气，其二是江湖河海水面湿气，这两者与国内认识相近，最有特点的是其三，称"新开港埠，人气少而湿气盛，成为寒毒，最能凝滞气血，多成腹胀脚肿之症"。"新开港埠"就是专门针对新加坡的特点而言，其所说病症应该是指"脚气"，在医学界还未认识到"脚气"与营养的关系之时，这种认识是颇具中医思维特点的。

身处暹罗（今泰国）的中医余初元撰写了《南洋地属热带常多寒湿之病》一文，按照中医传统理论更深入地探讨当地的病因病机说：

> "今单就暹罗一处而论，暹国为亚洲东南隅，安南之西，缅甸之东，地属热带，气候炎热，居热带温带之间，南风多旺于四季，天气炎而地气湿，是雾露所聚之乡，土薄水深，下则寒而上则热，人感其气，外应热而内应寒。土之薄者，阳气外泄，地之卑者，阴湿内存……热者天气为火，寒者地气为水，水火相蒸，是成为湿，湿者无形之气，正水火于交而成……是以暹罗卑湿之地，热气熏蒸，多生热雾，西人谓之炭气。人之湿病，多感于此，湿热相搏，乘人之虚，积于营卫，初则不觉其寒，惟见其热；既则不见其热，惟觉其寒。是以地气之寒，人身应之，多成寒湿。"

文中"雾露所聚""土薄水深"都是《黄帝内经》对南方的描述，余初元既运用寒热、水火等中医名词，又与西方自然科学知识相结合。

中医理论带有浓厚的哲理色彩，例如作为其核心理论的阴阳五行学说，就源于古代哲学。对于阴阳五行学说的形成，不少学者认为与中国早期文明所处的地域环境密切相关。但在南洋的气候条件下，人们对环境的感受与中原有极大差异，由此也引出中医理论是否适用的问题。在新加坡行医的广东梅县籍华侨对此就进行了深入思考。

黎伯概的《医海文澜》，记载了他在海外环境中对中医理论的讨论。他提出一个深刻的疑问："五洲万国之人，独无阴阳五行乎？""热带人、寒带人何以不谈，而独温带人谈之？温带诸国人何以不谈，而独我国人谈之？"他认为："先哲医理，是从天道上与本国地理上得来。"具体来说："夫无四时之寒热带地方，见不到草木荣枯，昆虫出伏，衣不更裘葛，气不觉变迁，见既不到，感亦不生，故阴阳五行之说，不发生于寒带热带，而发生于温带，以温带有显明四时之变化故也。"黎伯概认为，这正是中国文明得天独厚之处。中国人善于从气候与环境中体悟天道，从而形成抽象化的哲理。他认为阴阳五行的核心是归纳出生长化收藏的规律，虽然外国气候环境不同，例如新加坡常年炎热，或有些地方常年寒冷，但并非没有生长化收藏的变化。他推论说：

> 一推之北半球诸国，其南方生热，北方生寒，与我国同，东方生风，西方生燥，则不能尽同，然其四时循环无异也，即其所以行生长化收藏之令犹无以异也。

> 一推之南半球诸国……而其四时则与我国互易也……即其所以行生长化收藏之令犹无以异也。

> 一推之热带诸国……若夫一日之间，朝温而其暮凉，午热而夜寒，亦有四气焉……寻常花木，一年之中，开落数次，时或变异，亦有一节度暗寓其中。斯理微妙，不妨细察。吾敢言曰："其所以行生长化收藏之令犹无以异也。"

> 一推之全球五带大象……验之于我一国方位大象者如是，验之于全球方位大象者亦如是，亦犹行生长化收藏之令也。

所以黎伯概指出，"生长化收藏"适用于所有地方所有事物，则中医的阴阳五行原理也可适用于全世界，只不过仍要因时因地因人制宜进行变通。

这些观点对中医走向世界很有借鉴意义。

六、首创中药提炼剂型

1947 年，近代爱国政治家广东蕉岭人丘逢甲的后人丘晨波从台湾回到广州。丘晨波曾在日本留学，后回国就读于国立药专，台湾光复时被派到台湾任苗栗药厂厂长。日本在明治维新时废除汉医，但仍应用中药，并发展了中药提炼技术，曾传入日治时期的台湾。丘晨波对这一技术有所了解。

1949年，广州中医张景述、张公让等与丘晨波交流，谈到中药煎煮方式时，认为有必要用科学的制剂技术加以改革。他们设想可将中药单味制成酊剂、流浸膏、浸膏、浸膏溶液、片剂、粉制等剂型，"我们认为这样的改革中药制剂，再结合临床试用，如用过有效，然后从事药理的研究，逐渐走向科学化，这是可能做到的"。他们经过一年的尝试，先制出了130多种，有三四十个中医和几个西医参与临床试用，"皆认为新药剂有效，效能与煎剂相等"。

于是，他们在广州中医药界中发起倡议，拟集资创办中药提炼厂。这一倡议得到思想开明的广州中医积极响应。参加奔走集资的中医药界人士在300人以上，中医药界知名人士何信泉、梁士、杨流仙、杜明昭、杜蔚文、梁乃津、邓铁涛、黄耀燊、司徒铃、罗次梅、胡济生等均参与董事会或相关工作。时任广州中医公会主席的吴粤昌兼任董事长，张景述任总经理，徐楚生任副经理，丘晨波任厂长兼主任药师。

1950年3月，我国第一间中药提炼厂"广州星群中药提炼厂"在广州市十八甫路成立（图4-10）。建厂初期资金只有万余元港币，厂房面积也不足

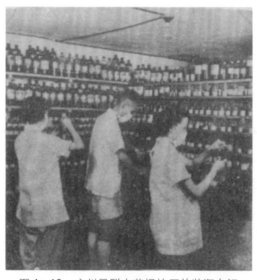

图4-10　广州星群中药提炼厂的装瓶车间

二百平方米，仅有二十多个人员。但在丘晨波的带领下，技术人员用简陋的生产设备成功地将常用的单味中药提炼成酊剂、流浸膏、浸膏、浸膏溶液、片剂、粉制等剂型。1950年下半年，在汕头等地股东增资下，把生产车间搬迁到光塔路，并设锅炉、拣选、提炼、粉片、调整等班组，初具药剂生产雏形。

为了配合中药剂型的改革，星群药厂开设了星群联合诊所，并积极联络各地中医参与试验。丘晨波将有关中药研究的资料整理编写成《中药之化学与药理》《植物化学成分提炼法》（再版改名为《中药提炼法》）等书。同时药厂组织了中药剂型改革委员会，创办了《星群医药月刊》，交流使用经验，由吴粤昌任总编辑。1951年6月，由汕头华新中医联合诊所的中医生发起，广州星群厂派出技术人员协助，成立了星群中药提炼厂汕头分厂。药厂在各地设立代理，向中医医疗机构推广应用，反响热烈。药厂定期与各地中医联系，召开药效座谈会，编写《各地中医生使用星群提炼中药病例报告》等。如报告中记录黄耀燊治一例老年咳嗽病人，"用苏子降气汤加款冬花2cc（即毫升，下同），蜜紫菀4cc，蜜枇杷3cc，一日服提炼的药水两次，连服五日痊愈"，可以这种成方加单药的提炼剂型颇为方便应用。

1953年至1954年，国家对私营商业企业进行整改，一些西药厂被合并到星群药厂中，增加了药厂的生产能力。药厂根据发展计划，提炼的品种从单味发展到复方制剂，已制备了20多种复方提炼剂。药厂建成了生产液体炼剂及植化药、古方片剂两个生产车间。编写了《单味炼剂工艺规程》《古方炼剂工艺规程》等生产规范。1956年实行公私合营时，与新生药厂、雷天一药厂合并为星群联合制药厂。此时，厂房和人员又得到扩充。生产规模不断扩大，炼剂产品有单味提炼制剂217种，古方成药36种；古方成药合剂33种。1957年首届"全国炼剂技术交流会"在广州召开，星群药厂介绍了炼剂"对应煎剂量"的设计思想、方法与实践体会以及植物药提纯的生产实践心得和发展设想，受到与会代表们的赞赏。

第五章

当代繁盛

由于岭南医学发展起步晚，兴起于近代，所以其厚积薄发在于现代。近代百年，尽管西方医学发展很快，但在岭南各地，中医药始终受到民众信赖。岭南地区成为现代中医普及程度最高、发展最具特色的地区之一。

现
代
对
『
岭
南
医
学
』
的
研
究

中华人民共和国成立以来，实行中西医并重的政策，国家的中医药事业得到较大发展。在邓铁涛等名老中医的倡导下，岭南地区的中医药研究者与实践者开始有意识和有系统地关注和总结本区域的特色，使"岭南医学"成为研究的热点。

1984年，老中医吴粤昌著《岭南医徵略》（广州市卫生局，1984年），辑录经史方志中的岭南医家500余人，是研究岭南医家的重要参考资料。1986年，广东医史分会举行成立大会，会议中更多地关注了岭南本土的医药发展历史与特色。相关论文有吴粤昌的《岭南医家推动了传统医学的发展》、周敬平的《介绍近代广东伤寒家黎庇留》、林诗泉的《海南岛医学史略》等。尤其是邓铁涛、靳士英的《略谈岭南医学之特点》一文，提出了作为专门名称的"岭南医学"一词，文中说："由于五岭横亘于湘赣与粤桂之间，形成一个特殊地理环境，不仅气候风土人情与中原有异，人的体质、疾病亦不尽相同，遂逐渐形成了以研究岭南地区多发疾病为主要对象的岭南医学。"此后，广东省医史分会（后改称广东省医学会医学历史学分会）的历次会议，均以"岭南医学"为主题。2001年，广东省中医药学会成立了岭南医学专业委员会，这是以中医临床医生为主的学术团体，更标志着对岭南医学的研究已扩展到临床各个专科。

对于什么是"岭南医学"的特色，30多年来有不少宏观性的论述。例如1986年吴粤昌认为："所谓特色，是指本地区医家在理论成就和临床实践上所表现的独特的、鲜明的地方色彩，如支法存之于脚气，释继洪之于瘴，何克谏、萧步丹之于生草药等。"他并总结具体特点说："综观岭南名医家用药之共性，是善用花类药，无疑开创了岭南医药之新风气。"

邓铁涛和靳士英在1986年认为：总结岭南医学之特点有重视岭南地区的多发疾病、重视岭南地区特产的药材和民间经验、重视吸取新知三点。1988年首届"岭南医学研讨会"上，邓铁涛再次阐述了对岭南医学的认识（图5-1）。他说："岭南医学是祖国医学普遍原则和岭南地区实际结合的产物，这一研究的成果不仅可以发现该地区医学发展的特殊性，通过对这些特殊性的研究，反过来也有助于认识整个中国医学史发展进程。"

2006年，广东省召开建设中医药强省大会，时任省委书记张德江在会上

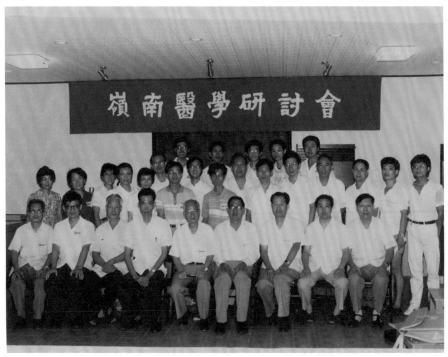

图 5-1 1988 年召开的首届岭南医学研讨会

讲话中，对岭南医学有专门的一段论述：

"中医药对岭南地区的开发繁荣同样作出了重大贡献，并成为岭南文化的重要内容。岭南医学采中原之精粹，纳四海之新风，兼收并蓄，自成体系。其理论体系和理法方药与中原医学一脉相承，是祖国医学因地、因时、因人三因制宜思想的具体体现。其特点是重视岭南炎热多湿，植物繁茂，瘴疠虫蛇侵袭等环境因素，着眼于岭南多发病、常见病的治疗，勇于吸收民间医学经验和外来医学新知，充分开发利用当地药材资源，形成了具有鲜明地方特色的医家风格和用药习惯，涌现了葛洪、释继洪、何梦瑶等一大批著名医家。岭南医学成为祖国医药宝库中的一支奇花，是中国传统医学中富有特色的一支重要的学术流派，是祖国医药学的重要组成部分。我省是岭南医学的故乡，也是岭南中草药的主产地之一，中医药已深深扎根于我省广大人民群众之中，在我省的政治、经济和文化生活中，具有非常重要的地位。"

政府部门的重视，使岭南医学的研究得到更有力的推动。2008年起陆续出版的《岭南中医药文库》，对岭南医学的历史文献、名医经验、医药科研和产业发展等进行了一次系统的整理。随后各个专科都更加重视挖掘各自的地方特色。

当然，由于行政区域的原因，广东省推动"岭南医学"发展的政策主要面向狭义上的"岭南"，特指该省的中医药事业。广西壮族自治区的中医界提出"八桂医学"的概念，以专指本自治区的中医药事业，可以说是"岭南医学"的分支。海南、香港、澳门的中医也属于广义上、学术性的"岭南医学"范畴。在区域内中医药工作者的努力下，"岭南医派"的总体面貌日益丰赡。

当代岭南临床各个专科在系统整理文献和加强研究创新方面开展了各项工作。这些研究离不开名医大师的奠基与推动。本节旨在概述介绍各科特色，篇幅所限仅从各专科中选择一位代表。他们在理论或临床均具有鲜明的地域色彩，读者从中对岭南医派的普遍特色可有更直观的了解。

一、国医大师邓铁涛与岭南内科

邓铁涛（1916—2019 年），原名锡才，广东开平人，全国首批国医大师，岭南中医内科专家邓铁涛（图 5－2）。

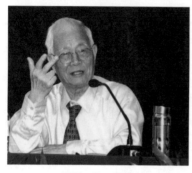

图 5－2　邓铁涛

邓铁涛 1916 年出生于中医世家。1932 年就读于广东中医药专门学校，1938 年正式从事中医医疗。1962 年、1979 年广东省人民政府两次授予他"广东省名老中医"称号。2005 年任国家重点基础研究发展计划（973 计划）"中医基础理论整理与创新研究"首席科学家。2007 年 6 月入选首批国家级非物质文化遗产传统医药"中医诊法"项目代表性传承人。2009 年 4 月入选首届"国医大师"。编著专著 40 余部，代表作有《学说探讨与临证》《耕耘集》《中国医学通史·近代卷》《实用中医诊断学》《邓铁涛医学文集》等。研究领域涉及热病学说、中医诊断学、中医各家学说、五脏相关学说、脾胃学说、中医内科学、中医养生学、中国医学史、岭南医学、中医医政、中医教育等。承担的国家科委"七五"攻关课题"重症肌无力疾病脾虚证型的临床研究及实验研究"，获 1992 年度国家科技进步二等奖。

在内科方面，邓铁涛有几方面的理论颇具特色。

（一）五脏相关学说研究

邓铁涛指出，所谓"五脏相关学说"，就是指在人体大系统中，心、肝、脾、肺、肾及其相应的六腑、四肢、皮、毛、筋、脉、肉、五官、七窍等组织器官分别组成五个脏腑系统，在生理情况下，本脏腑系统内部、脏腑系统与脏腑系统之间、脏腑系统与自然界和社会之间，存在着横向、纵向和交叉的多维联系，相互促进与制约，以发挥不同的功能，协调机体的正常活动；在病理情况下，五脏系统又相互影响。简而言之曰：五脏相关。"五脏相关学说"继承了中医"五行学说"的精华，提取出其科学内核——相互联系的辩证法思想，又赋予它现代系统论的内容，这样将有利于体现中医的系统观，有利于避免中医"五行学说"中存在的机械刻板的局限性，有利于知道临床灵活地辨证论治。可以说，"五脏相关学说"是中医"五行学说"的继承和提高。把中医"五行学说"改为"五脏相关学说"，解决了中医"五行学说"名实不符，内容与形式不统一的矛盾，使中医理论更易于为现代读者所理解和掌握。

邓铁涛认为应将中医"五行学说"正名为"五脏相关学说"。古代医家尽管认识到五行的中心实体是五脏，认识到五行生克制化规律中亦有局限性，但是他们并未能超出五行理论框架的束缚，因而只能对中医"五行学说"作些阐述诠释，在内容上充实和发展，而未能从形式上有所突破，实现内容和形式的统一，使名与实更相符，而这正是今人所要担负的责任。

（二）脾胃学说研究

邓铁涛自20世纪50年代开始研究脾胃学说，并且认为在岭南中医内科中脾胃学说具有相当重要的价值。邓铁涛梳理了历代名家关于脾胃学说的论述，认为以李东垣为最详，盛赞其"为脾胃学说的宗师"。邓铁涛指出，脾胃论治的方与法，其所治疗的范围是相当广泛的，不仅能治疗消化系统疾病，其他如循环系统、泌尿系统、内分泌系统、神经系统等多种疾病，都可通过治脾胃而收到良好效果。

邓铁涛认为李东垣脾胃学说中的"内因脾胃为主论"，可以看作是张仲景"四季脾旺不受邪"理论的深化。从中西医结合的角度来说，也就是健脾与免疫的关系。从实践来看，脾胃的健旺与身体免疫功能的强弱和疾病的预防，有十分密切的关系。对于升发脾阳说，邓铁涛在提升这一指导思想下，对低血压、脾虚型慢性肝炎、肝硬化等疾病疗效满意。

对于李东垣的"相火为元气之贼"说，邓铁涛指出在岭南临床中往往见脾胃气虚而兼见虚火之证，常于补脾药中加芩、连，以治胃病。例如四君子汤和左金丸治疗胃溃疡、胃窦炎。对于内伤发热辨，认为这提醒我们还要注意脾胃损伤的发热证，甘温法能除大热。

传统的脾胃学说偏重补虚。邓铁涛则将张子和论点纳入脾胃学说范畴，认为补虚、攻邪不可偏废。病分虚实，若要探讨脾胃之实质，应把攻下方面的成就合起来研究，才是完整的脾胃学说。事物要一分为二。脾胃有虚证，便有实证；有寒证，也有热证。治疗原则自应有攻、补、温、凉。在多种疾病的治疗中，邓铁涛均展现出重视调理脾胃，尤其是健脾益气的临床风格。

（三）重症肌无力研究

中医无重症肌无力之病名，邓铁涛认为可以"古说参证"，根据重症肌无力的临床特点及中医的理论认识，将其归属为"脾胃虚损"病，进而结合现代医学临床分型，分别用"睑废""痿证"和"大气下陷"进行辨证。一般来说，成人眼肌型及少年型多属"睑废"范围；成人重症肌无力轻度及中度全身型、迟发重症型、伴肌萎缩型多属"痿证"范围；重度激进型乃至危象属"大气下陷"证范围。

重症肌无力临床分型多，并发症也多，邓铁涛用"脾胃虚损，五脏相关"概括其中原病机。"脾胃虚损"出自金元李杲《兰室秘藏·脾胃虚损论》，指真气元气败坏，其病属于疑难乃至危重之病。对重症肌无力，邓铁涛研制了强肌健力饮等有效方剂。

强肌健力饮药物组成主要有黄芪、五爪龙、党参、白术、当归、升麻、柴胡、陈皮、甘草等。功效强肌健力，补脾益损，主治脾胃虚损（或虚弱、气虚）型重症肌无力病人。兼症的处理则体现"五脏相关"的思想：兼肝血不足加山茱萸、枸杞子、何首乌、黄精；兼肾虚加菟丝子、桑椹子，阳虚明显加巴戟、肉苁蓉、淫羊藿；阴虚明显加山茱萸，或加服六味地黄丸；兼心血不足加熟枣仁、首乌藤；兼胃阴虚党参易太子参，加石斛。兼湿（服激素者）加薏苡仁、茯苓；服用免疫抑制剂加白茅根、谷芽；兼痰加浙贝母；兼外邪一般用轻剂之补中益气汤，酌加豨莶草、桑叶、千层纸、浙贝母等；胸腺增生胸腺瘤术后加八月札、山慈菇；不愿服激素者加紫河车；并真菌感染加珍珠草；儿童加独脚金；白色素斑加桑白皮、合欢皮。

该方以经典方药为本，但在加减中也善于运用岭南草药，体现了岭南特色。

（四）气血痰瘀学说研究

邓铁涛认为气虚、气滞均可以致瘀，祛瘀未必非攻伐之品不可，通过补气理气可以祛瘀，强调补气消瘀方法治疗气虚血瘀证型尤其是各种心脑血管疾病。因此邓铁涛提出"痰瘀相关"的理论。痰与瘀都是中医学中的独特概念，两者既是病理性产物，又可以成为致病因素，痰多能瘀脉，聚瘀可凝痰，临证用药，祛瘀可考虑除痰，除痰宜结合化瘀，或痰瘀同治。而痰湿、痰浊、痰瘀相关是岭南地区多种内科杂病尤其是心血管疾病主要病因病机之一，邓铁涛主要以邓氏温胆汤治气虚痰浊证。

邓氏温胆汤以温胆汤加人参组成，益气以助除痰，临床适应证较多。如老年病脉弦，多是动脉硬化表现，在老年人常见的高血压、冠心病、心律失常、中风、眩晕、震颤麻痹等病中，可以考虑应用此方。又如结合现代检查，病人血液生化某些项目异常，如血脂高、尿酸高、肌酐高、血糖高、甲状腺功能异常高、血沉快等，中医辨证气虚痰浊者，均可以此方为主治疗。

二、国医大师禤国维与岭南皮肤科

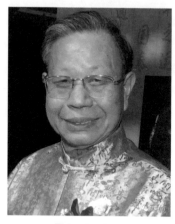

图5-3　禤国维

禤国维（1937—　　），广东佛山三水区人，第二届国医大师，长于皮肤科（图5-3）。

禤国维于1957年考入广州中医学院，毕业后主要从事中医外科和皮肤科教学、科研与临床工作。曾任广东省中医院副院长。主编出版了《皮肤性病中医治疗全书》《中西医结合治疗皮肤病性病》《中医皮肤病临证精粹》等专著。对于皮肤病，他形成了有自己特色的学术思想。

（一）平调阴阳，补肾为宗

禤国维提出"阴阳之要，古今脉承，平调阴阳，治病之宗"的皮肤科疑难疾病治疗思想。认为平调阴阳，是治病之宗。对于阴阳平衡，他尤其重视的是肾之阴阳，认为补肾法是治疗疑难皮肤病的重要方法。许多皮肤病，尤其是一些难治性、顽固性皮肤病与肾的关系更加密切，大多证属肾阴虚或肾阳虚，如能恰当运用补肾法，往往可使沉疴得愈。他以六味地黄汤为底组成的系列验方，是其临床应用最多、疗效最好的治法之一。他认为中医优势在于调整阴阳的中药不破坏人体正常平衡，具有双向调节作用，故只要辨证用药得当，就不会出现温阳而害阴、补阴则损阳之现象，即避免出现西药要么增强，要么抑制，难以两全的尴尬。对于一些结缔组织疾病、免疫性疾病，由于不适当应用肾上腺皮质激素及免疫抑制剂，使许多接受过这些药物治疗的病人出现免疫功能、代谢功能及自主神经功能的变化和紊乱，从中医辨证分析来看，多属阴阳失调，采用补益脾、肺、肾以及调和阴阳的治疗方法可奏效。

他重视中医辨证可与西医辨病相结合，认为中医辨证可与西医的病理、药理相结合论治。先用现代医学手段和方法明确是什么疾病，然后按中医辨证分型论治，如此，既能掌握疾病的内在规律、严重程度和预后，又能选择适当的治疗时机和方法，两者结合，更为完善。

（二）创建中医岭南皮肤病学流派

皮肤病虽是临床常见病，但历代均无专著，亦无专门的皮肤科，新中国成立后才逐步从外科中分出。禤国维立足于岭南，逐步完善中医皮肤病科的理论。他依据岭南的地域、气候特点，时代经济的发展和自然环境的变化，建立了特点鲜明的脱发、痤疮、性病、系统性红斑狼疮（SLE）专科。

如痤疮是多发于青少年面部的常见皮肤病，中医传统认为该病是由于肺胃血热上熏头面所致。禤国维在长期的临床实践中，接触广东病人最多。他指出广东地处岭南，长年有夏无冬，气候温热潮湿。温热则阴易伤，湿热则易蕴毒，且广东人夜生活丰富，工作紧张，生活不规律，更易耗伤肾阴，以致相火过旺。认为痤疮发病除与肺胃血热有关外，其根本原因在于素体肾阴不足，肾之阴阳平衡失调和天癸相火过旺，导致肺胃血热，上熏面部而发痤疮。一些妇女痤疮病人，多为职业女性，常伴月经不调，病情轻重亦与月经来潮有关，且往往有神倦、夜寐差、焦虑、经量少等肾阴不足之象，这与现代生活节奏紧张、工作压力大而导致内分泌失调有关。故禤国维提出痤疮主要致病机制是肾阴不足，冲任失调，相火妄动。以滋肾泻火、凉血解毒为治疗原则，采用传统的知柏地黄丸和二至丸加减组成消痤汤，在临床上达93%的有效率。

禤国维又指出岭南独特的条件所形成的人群体质，造成皮肤病中病因湿邪多见。如湿疹、接触性皮炎、带状疱疹、脂溢性皮炎、脓疱疮、天疱疮、类天疱疮、多汗症、酒渣鼻、足癣、扁平苔藓、小腿溃疡、结节性痒疹等，往往是湿邪为患。在治疗皮肤病祛湿方面，常用土茯苓、茵陈以及广东的道地药材火炭母、布渣叶、龙脷叶等。并在古方参苓白术散的基础上创制了自己的经验方健脾渗湿方，主要功效是健脾益气、和胃渗湿，主治异位性皮炎、湿疹、小儿泄泻等症属脾虚型者。症见饮食不化，胸脘痞闷，肠鸣泄泻，四肢乏力，形体消瘦，面色萎黄，舌淡苔白腻，脉虚缓。此类病人在岭南屡见不鲜。

总体上，禤国维在皮肤病临证中注意岭南地区人群体质以气阴两虚和湿热质居多的特点，常以补肾阴、清热利湿健脾为法，具有明显的地方特色。

三、国医大师周岱翰与岭南肿瘤科

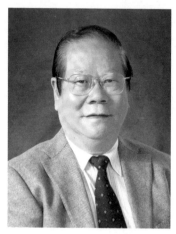

图 5 - 4　周岱翰

周岱翰（1941—　），男，中医肿瘤专家，第三届国医大师（图 5 - 4）。1966 年毕业于广州中医学院。1978 年开始筹建肿瘤研究室，编写了广东省中医肿瘤专科班教材选修课讲义《中医肿瘤学》，研制莲花片、鹤蟾片、乳核散结片、琥珀止痛膏等系列抗肿瘤中成药，出版了《常用抗肿瘤中草药》《肿瘤治验集要》《中医肿瘤食疗学》《临床中医肿瘤学》等专著。

周岱翰指出，中医古代虽无现代的肿瘤病名，但有许多相关论述、治癌特技、辨证方药流散在浩如烟海的古籍中。在临床研究中，他认为手术、放射、热疗及射频、冷冻、化学药物等西医祛邪措施，与中医药、支持及营养治疗等扶正补虚配合，可延长生存时间、改善生活质量。如现代临床的放射疗法有一系列副作用，从中医分析属"火邪""热毒"，辨证归属温病范围，在放疗中配合清热解毒、祛瘀通络可减少放射毒副作用，放疗后予以清热祛邪、滋肾育阴可减轻后遗症，降低复发和转移。

对于肿瘤的不同阶段，需要针对性地应用不同治则。周岱翰善于"从痰论治""以毒攻毒"。他认为肿瘤与"痰滞作祟"有关，痰饮是多数癌症的致病因素，癌瘤形成发展后又可形成内痰与外痰，除痰散结就成为癌症论治的常法。同时痰邪又常夹杂六淫、瘀毒为患，形成风痰、寒痰、热痰、燥痰、老痰、痰核、痰癖等，则须辨别孰轻孰重。这是痰饮论治的变法。对于"毒"，可理解为导致生长癌瘤的毒邪和癌瘤长成后产生危害机体的内毒。周岱翰发掘流传于民间的常用解毒消肿中药，结合不同癌瘤的病理特点和脏腑辨证，拟定出抗癌解毒十法，常选用在体内或体外均有一定程度的直接或间接抑杀肿瘤细胞作用的清热解毒类中药，如七叶一枝花、半枝莲、白花蛇舌草等。

由于恶性肿瘤是一种全身性疾病，晚期癌症病人由于肿瘤消耗，肿瘤毒素造成机体的营养障碍是引起死亡的主要原因。晚期癌症的治疗应重视辨证论治和整体观念，目的在于改善症状，提高生存质量，延长生存期，可获得较长时间的带瘤生存。受启于明清医家提出的"带病延年""带疾终天"的论述，周岱翰在《肿瘤治验集要》一书中提出了临床治疗过程中可以出现"带瘤生存"的状态。他认为在治疗的漫长过程中，当邪正对峙、邪难压正的情况下，可以出现"带瘤生存"的特殊阶段。2006年世界卫生组织把肿瘤定位为慢性病之后，这个观点得到了更多人的重视。具体来说，带瘤生存指的是中晚期肿瘤病人经过有效的抗肿瘤治疗之后，病人常见的出血、癌痛、咳嗽、吞咽困难症状减轻甚至消失，瘤体稳定、生长缓慢，不再明显扩散，病情长期稳定甚至趋于好转。中医在这一过程中可发挥积极作用，帮助病人减轻痛苦和消除恐惧担心。此时治疗目的在于通过辨证论治改善症状，提高生存质量，延长生存期。这是周岱翰以中医治疗肿瘤的特点和优势之所在。

四、国医大师班秀文与广西壮医

班秀文（1920—2014年），广西壮族人，首届国医大师（图5-5）。

班秀文1940年毕业于广西省立医药研究所，后从事中医临床工作，擅长治疗内、妇、儿科疑难杂病，对中医妇科造诣尤深。著有《班秀文妇科医论医案选》《妇科奇难病论治》《班秀文临床经验辑要》等学术专著。

在妇科方面，班秀文辨证全面，用药灵活。如治疗月经病，认为重点在肾，兼顾肝脾，注重活血通络以恢复肾之藏泻功能；治疗崩漏，塞流之中有澄源，澄源之中重复旧，故能达到药到病除，事半功倍的效果；治疗带下，分五色辨证，重点在调脾，兼治肝肾，

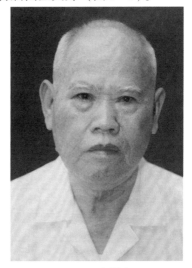

图5-5　班秀文

治湿为主，兼以治血，血水两治，效果卓越。

他重视地方生草药的运用，但强调应用生草药治病也要辨证施用，认为生草药和其他中药一样有四性五味。如草药古羊藤和山苍子都有治疗胃脘疼痛的功效，但古羊藤性味苦寒，适于胃热疼痛之用，山苍子性味辛温，宜用在胃虚寒痛之病变。必须在辨证的基础上对症用药。而且他主张生草药也要加工炮制，以纠正药性或增加药效。

广西壮族自治区注重发掘壮医医药。班秀文长期在壮族地区行医期间，对民间壮医药经验进行了广泛的收集和整理。在广西百色地区工作期间，几乎走遍了壮乡村寨，收集整理到1000多条民间验方。1984年6月，他兼任广西中医学院壮医研究室主任，直接指导壮医门诊部的筹建和诊疗工作。1985年9月，招收第一批攻读壮族医药史的硕士研究生，培养壮医研究人才。

班秀文撰《壮族医药学的防治特点》一文指出：壮族主要聚居地是两江（左江、右江）和红水河流域，这里也是传统的瘴气区域。壮族将地区疾病常归类为痧、瘴、蛊、毒等。这与宋元以前对岭南地区的疾病记载是一致的。

班秀文指出壮医基于其"毒气"理论，治疗以祛毒为先。在防治上有相应的方法，如药物内服、熏洗、外敷、针法（陶针、金针、银针、木刺）、刮痧（瓷碗刮法、骨弓刮法）、角法、药物洗鼻或雾化、药线点穴灸、灯心火烧等。这些方法与中医药民间疗法有许多相似之处，同时又有其民族特色。如毒气自皮毛肌肉入，则用刮法或挑法；毒气从口鼻而入，则用洗鼻、漱口或雾化；毒气从脐口而入，则用瓷拔法，或脐部药线点灸法；毒气从二阴而入，多用熏洗之法。如高热神昏的病人，则刮痧、挑痧，又用鲜南蛇勒苗捣汁灌服；肢节烦痛，每遇气交则加剧的病人，除了以大风艾叶、山苍树叶煎水熏洗之外，也常常配服千年健或半枫荷之类。班秀文认为用外治法多能获效的原因是应结合壮族人民所处社会环境的特殊性来考虑。他们居处分散，人与人的交往不多，生活比较朴素，思想比较单纯，因而内伤杂病，尤其是七情所致的精神异常症较少，这也可能是导致壮医重祛毒、重外治的重要原因。

目前，很多壮医医疗技术已经得到系统整理。广西壮族自治区颁布了

《发展中医药壮医药条例》，广西中医药大学开设了壮医专业。壮医目诊、甲诊、腹诊、指诊、经筋疗法、药线点灸、角吸、火攻等独特神奇的疗法，被列入中医药适宜技术在国内数百家医疗机构推广应用。

本书主要介绍中医学，原本不涉及少数民族医学。不过壮医有一些特别之处。古代壮族先民与汉族民众共居岭南，同受这里的地理气候环境影响，其医疗知识并没有截然的民族界限，因此汉壮民族的许多医学治疗有相似之处。中医学在日益理论化之后，一些民间疗法逐步被排除在体系之外，但在壮医中得到保留。壮医的理论与经验带着岭南民间色彩，属于岭南传统医派的组成部分。

五、苏世屏与岭南伤寒

苏世屏（1894—1961 年），号离尘，广东新会人（图 5－6）。1924 年师承于广东伤寒名家黎庇留门下，后曾悬壶于广东江门、新会、开平、新昌等地。中华人民共和国成立后，1956 年及 1958 年曾连任第二届和第三届新会县人民政治协商会议委员。1958 年在新会县人民医院中医科工作，并积极筹组新会县中医研究院。1959 年 3 月，新会中医研究院成立，苏世屏担任副院长，直至辞世。

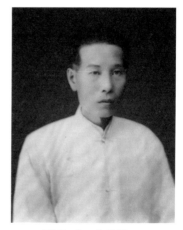

图 5－6　苏世屏

苏世屏撰有《伤寒论原文真义》《金匮要略原文真义》，继承了民国岭南伤寒四大金刚的学术思想，对仲景学说有全面深刻的研究。

（一）重视气化论伤寒

苏世屏的《伤寒论原文真义》以气化学说统论六经三阴三阳、标本中见等，提出以阴阳为两扇，一线到底。他运用以经注经、以论释论的方法，力求言出有据，避免对经文无法解释的便删改移易或改经就我的做法，并以串注的体裁，夹注夹叙，逐字逐句阐发奥蕴。在学术思想方面，苏世屏指出：

"须知《伤寒》所说者，由于经气自病，乃正邪伤气；《金匮》所说者，非由经气自病，乃虚邪直接伤形。"这是他对《伤寒论》与《金匮要略方论》的基本观点。

苏世屏《伤寒论原文真义》中卷首有《气化真诠》，专门论气化。他所说的伤寒为"正邪伤气"，其中"正邪"，即外邪；"伤气"，指人体正气不足，两者是并列关系。亦即他认为，《伤寒论》中的病症并不是正邪六淫导致人体发病，本因首先是正气不足，也即经气自病而外邪得以入侵。这一观点与陈伯坛相似。所以《伤寒论》所言之疾病是本经经气自病，非言邪之伤人，苏世屏说："一切物体自有消长成坏，铁石皆然，乃天然之理，不必先有细菌之侵入。……六经本气自病，则标本之阴阳失其健全，不能因应外敌，而邪风得以袭之，如舟自坏，坏则入水，即《伤寒论》序云'卒然遭邪风之气，婴非常之疾'是也。此言邪风伤气，不是虚邪伤形，气机被伤，则其机愈逆，逆则卒然病发而已。"

以太阳病为例，苏世屏认为太阳气层为六经最外层，当人身正气减弱，气化功能发生变化，正邪实风（即外感六淫）中的寒邪便乘机侵袭，因此太阳伤寒是伤寒论所有病的基础。他说："太阳气层，是在外表第一层，为一身之藩篱，其经气变动，或生化不前，或生化太过，则开阖失宜，升降失序，而标阳本阴之为病生焉。……自病由于太阳失其自卫，卒然遭邪风之气，挟寒而至。"关于寒邪与其他邪气的关系，苏世屏指出："风乃寒之标气，寒乃风之本体，寒之流动化为风，风之定静化为寒。"又说："燥湿热火四气，亦由伤寒所致。"因此，他认为伤寒可钤百病，指出："后世作者，对'伤寒所致'四字，视若无睹，以为伤寒是治冬令之病，不能统治春夏之温热，乃另著温热专书，病源不明，各逞臆说，自谓能补千古之弗备，欲与《伤寒论》对立，遂使学者目迷五色，头绪不清，离经愈远，技能愈下，有志之士，其亦知所返乎？"因此他对温病持批评态度，称："今则皆以外感风寒为风温，及增出暑温等不通名目，可以随意杜撰病名与症状，便算发明，所谓跳出伤寒圈子者，实则全未悟解伤寒之原理也。后人因其所拟之甘凉轻剂，浅而易从，皆趋快捷方式，以为真另有一种温邪，必用温病之方，乃能治愈，而不知彼所谓温病者，皆为伤寒之病乎！中医之每况愈下，皆此等书籍有以造成之。"

（二）"虚邪伤形"论金匮

苏世屏著《伤寒论原文真义》之后，一度计划从此休息，"绝智弃学，游心于玄默，随岩壑以老去"，但继而又觉得有必要完成对《金匮要略》的诠解，他说："继思《伤寒》与《金匮》，原为一表一里，如车之有两轮，鸟之有两翼，相辅为用，缺一不可。"（《金匮要略原文真义》自序）于是又写成《金匮要略原文真义》。此时已是中华人民共和国成立之初。在当时提倡"中医科学化"的背景下，他在自序中借答问来表明坚持注解经典的态度。他引友人之问说："子之所注，何以不采今之新说，以为沟通中西桥梁？如此用功，对于近世医学无补，其能不为学者所轻视，诋为食古不化乎？"自己则答："唯唯，否否，不然。中医以汉代为绝学，后世无有超越之者，吾人为学，取法从上，但恐食古未能，遑言不化。予注此书，即为沟通桥梁，必先建立其基础，岂可基础不立，舍本逐末，而即欲架设桥梁乎？"由此可见苏世屏视仲景之学为绝学的思想。他批评近代诸家说："注家对于仲景原文，尚无法贯通了彻。自清唐容川首倡西说为解，而诸家继之，大都拘执形质，似是而非，或抹煞仲景，主张西说，欲求与师说融通无碍，实未有可能。"

苏世屏以"虚邪伤形"作为理解金匮的纲领。他说：

> "《伤寒》所说者，是以三阴三阳无形之经气为基础，其经气自病，卒遭者是正邪实风，以正邪能伤人经气也，其病源一致，故统称三阴三阳之为病，更从症状上别之，则名曰伤寒，名为中风。《金匮》所说者，是以脏腑骨肉，经络血脉，营卫腠理等有形之体质为基础，若逢身形之虚，所病人是虚邪贼风，以虚邪能伤人身形也，其病源复杂，各证有各证之不同。"

如在《金匮》开篇，并于条文"夫治未病，见肝之病，知肝传脾，当先实脾"的理解，苏世屏指出，这里的"肝之病"不能与"厥阴之为病"相提并论，他说："以五脏之始生，禀赋在天之六气，而为无形之经气；禀赋在地之五行，而为有形之五脏。形气互相依倚，今病不在经气，而在五脏。"即

"肝之病"在形体，"厥阴之为病"在经气，两者有别。他更指出金匮中关于"千般灾难，不越三条"的说法，其中"曰脏腑，曰经络，曰四肢，曰九窍，曰血脉，曰皮肤，曰形体，曰腠理，曰三焦，皆从有形上言之，以虚邪伤形故也。言外绝不提三阴三阳之名，是显示与无形之经气无涉，其义可思矣"。他还说："《金匮》开始，即以脏腑经络为第一篇，而不以三阴三阳之名为第一篇，显示与伤寒经气之自病不同。篇内脏腑经络、皮肤、腠理等名词，皆为有形之体质，是以虚邪伤形为基础。其余各篇杂病，虽有非由虚邪所致者，亦皆隶入，兼收并蓄，故统名其书为杂病论者以此。"

苏世屏另撰有《痉病真义》一书，是对脑膜炎的论治专著，对该病的病因、病机、主证、变证、论治等提纲挈领地一一加以详述。而其治疗方法又不拘一格，有用一方始终守服而愈者；有用复方和合而收效者；有转变数法数方而始挽回者；有先用补阳，后用滋阴者；有先用苦寒，后用温补者。为后学者对痉病的证治提供了宝贵的经验。

苏世屏主持新会县中医研究院，设立中医学习班招收学员，以伤寒学术为主培养了一批后继者。

六、刘仕昌与岭南温病

刘仕昌（1914—2007年），男，广东省惠州市人（图5-7）。精于研究岭南温病。

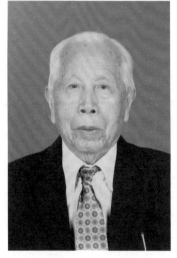

图5-7　刘仕昌

刘仕昌出生于中医世家。1933年9月考入广东中医药专门学校。1934年通过惠阳县第一届中医资格考试，1935年在广州市卫生局第六届考试中被录取。1938年7月毕业于广东中医药专门学校。1956年广州中医学院成立后在内科、儿科、温病教研室任教。曾任温病教研室主任。主持岭南温病暑湿证治规律的临床与实验研究，"岭南温病理论与临床系列研究"获广东省中医药管理局一等奖和广东省科技局二等奖。其学术思想经整理有《刘仕昌学术经验集》《岭南中医药名家刘仕昌》等著作。

刘仕昌推崇温病名家叶天士、吴鞠通，但认为叶天士卫气营血辨证结合脏腑不够密切，且缺少温病后期许多证治内容；吴鞠通三焦辨证理论显得阶段性不明确。刘仕昌带领温病教研室全体老师，结合临床及教学经验，确立了以卫气营血辨证为基本纲领，并将三焦辨证密切结合脏腑补充进去，将下焦病（温病后期证治）补充进血分证中，将卫气营血辨证、三焦辨证的优点集于一身，使温病辨证理论更加完善。

刘仕昌认为，岭南温病的发生、病因病机及其证治等具有一定的特异性。岭南地区气候炎热，四季淫雨，湿热特甚，加上人体阴虚内热者多，脾胃湿困者多，故岭南温病具有明显的热象偏盛、易伤气津和多兼湿困的特点，病人往往表现为虚实挟杂、湿热胶结的矛盾状态，治疗应以清热解毒、顾护气津、化湿运脾等，做到祛邪不伤正、扶正而不恋邪、化湿而不助热、清热而不伤脾。

刘仕昌指出，岭南外感热病具有"阳热怫郁"的基本病机特点。"郁，怫郁也，结滞壅塞，而气不通畅，所谓热甚则腠理闭密而热郁结也"（《原病式·火类》）。外感热病在浅深不同的卫、气、营、血四个阶段，都反映了阳热郁结这一病理特点的客观存在。他认为，尽管南北寒温差异甚大，但"阳热怫郁"是外感热病共同的病理变化。对此等病证不可偏执辛凉寒凉一法，应注意审证求因，因势利导，顺势透邪，务求邪气外达为要，如稍佐辛平微温之品以畅达玄府，辛开气机之味以疏达枢机，每能收到事半功倍之效。

在治法方面，由于岭南地处亚热带，气温偏高，对于外感热病的治疗，医者常视辛温之品为禁药，不敢用之。刘仕昌认为，这类药物具有独特的宣通作用，与辛凉寒凉药物配伍为用，可以寒温合用、清化并举，切合岭南外感热病之阳热怫郁的基本病理变化。因此，刘仕昌在外感热病初起的治疗中，在大队的辛凉药中常用微温之防风畅卫透邪，辛温之苍耳子通彻表里上下，疏机达卫泄热，或用藿香畅机化湿，或用辛温之威灵仙通达经络之郁热，即使对于辛凉之品的运用，也常用清热兼疏透之品，如柴胡、葛根、青蒿之类。

刘仕昌又认为，岭南地处亚热带，气温较高，同时湿热较重，外感热病初起除了热郁卫分的病机外，还有多呈湿阻卫分的特殊病理变化。湿与热合，气蕴不透，外不能畅达腠理玄府，郁滞肌腠皮肤，卫气阻而不宣，内不能通行上下，升降之机乖违，可见发热、微恶寒、肌肉关节疼痛、四肢倦怠等卫表证和胸闷、脘痞等气分证。因气候炎热，四季淫雨，湿热尤甚，加上人体阴虚内热者多，脾胃湿困者多，故岭南温病具有明显的热象偏盛、易伤气津和兼湿困的特点，病人往往表现为虚实夹杂，湿热胶结的矛盾状态，因此治疗应以清热解毒、顾护气津、化湿运脾等，做到祛邪不伤正、扶正而不恋邪、化湿而不助热、清热而不伤脾。对于如登革热、流行性出血热等岭南地区好发的传染性疾病，刘仕昌则结合地域气候特点辨证其发病核心具有热毒壅盛、瘀热交结、热毒挟湿等病机特点。

七、罗元恺与岭南妇科

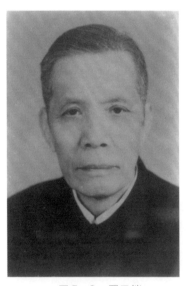

图 5-8　罗元恺

罗元恺（1914—1995 年），字世弘，广东南海人，著名中医学家（图 5-8）。

罗元恺 1935 年毕业于广东中医药专门学校，留学校附属医院广东中医院任住院医生。1950 年罗元恺任广东中医药专门学校校长，后又兼任广东中医院院长。广州中医学院成立后，历任《金匮要略》教研组组长、妇科教研室主任、副院长等。1962 年和 1978 年罗元恺两度被评为"广东省名老中医"。主编了全国高等医药院校统编教材《中医儿科学》第一版和第二版、《中医妇科学》第五版，撰有《罗元恺医著选》《罗元恺论医集》《罗元恺女科述要》等。

罗元恺在妇科方面，尤其重视血气、肾脾。他认为明代《景岳全书·妇人规》内容全面，理论性、系统性较强，又有独到的见解，切合临床实际。因此将《景岳全书·妇人规》全书加以断句、点校、注释。他根据张景岳的学术观点，总结了补肾健脾为主治疗崩漏的"二稔汤"和"滋阴固气汤"，创制了补肾健脾安胎以治疗胎漏、胎动不安和滑胎的"滋肾育胎丸"，补肾养血以治疗虚证月经病、不孕症之"促排卵汤",指导拟定健脾补肾并重以治疗免疫应答低下之反复流产的"助孕3号方",并进行了临床与实验研究。

罗元恺认为妇科证候主要是虚实两类,虚证以肾虚、脾虚为多,实证以气滞、血瘀或痰湿为主,尤以血瘀最为常见。因于气滞、气虚、寒凝、热灼固可致瘀,妇人经期、产后余血未尽,离经之血蓄积胞中及少腹,也可成瘀血。瘀为有形之邪,足以阻碍气血之运行,可导致疼痛、出血、肿块或发热。罗元恺喜用王清任在《医林改错》中所创制的几首逐瘀方药,如血府逐瘀汤、膈下逐瘀汤和少腹逐瘀汤等,善用活血化瘀之法治疗痛经、癥瘕及瘀阻胞络之不孕症。创制了治疗痛经的田七痛经胶囊、治疗子宫肌瘤等癥瘕积聚的橘荔散结丸、治疗子宫内膜异位症的"罗氏内异方",指导拟定治疗免疫性不孕症的助孕1号、2号丸等。

基于对岭南草药的了解,罗元恺创制的二稔汤是以岗稔子、地稔为主药;田七痛经散是以龙脑为佐药;橘荔散结片是以橘核、荔枝核为主药,并佐以岗稔根等药;滋阴固气汤、补肾固冲丸等自创新方,亦充分利用岭南地方草药,药性平和,切合岭南实际,颇具地域特色。

八、黎炳南与岭南儿科

黎炳南(1914—2012年),广东省惠州市人,出生于医学世家(图5-9)。民国时曾任惠阳国医分馆副馆长。1958年起任教于广州中医学院,为广东省名老中医。编写与审订了《中医儿科学讲义》一、二版教材,出版《黎炳南儿科经验集》。

黎炳南对小儿生理特点"体属纯阳""稚阴稚阳"的传统说法,提出要辨证看待。"体属纯阳"指生机蓬勃而言,非阳气有余之谓,认为若过分强调其易于化热、化火而滥投苦寒,反戕生机。"稚阴稚阳"之说较为全面,但不可因其"稚弱"而畏于攻伐,

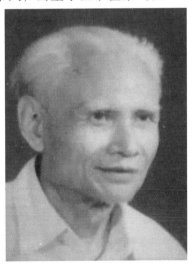

图 5-9 黎炳南

如攻邪不力，留邪致变，亦伤正气。

他强调治病求本，临床须明标本缓急之关系。但又指出，"急"指病势危急，并非指急性发病，对急性病切勿不论正气盛衰，概以治标攻邪处治；"缓"者指"病势和缓"则治本，不是指病情进展缓慢。标本每可同治，惟急则重在标，缓则重于本，重点明确。

黎炳南认为，现代小儿的体质特点，较以前发生了较大变化。由于营养物质供应丰富，很多小儿摄入过量营养而患肥胖症并由此导致其他病变；部分小儿则因饮食失调而出现厌食、吐泻、积滞甚至疳证。由于空调的普及，冷冻食品的流行，抗生素的滥用，以及过多饮用"凉茶"等，每致小儿感寒、伤阳者甚众；同时广东地处炎热多湿之地，故湿热证多见。故此临床中虚实夹杂、寒热并见者相当多见。他认为这是当代岭南小儿病证的基本出发点之一。对于证情复杂者，临证不单纯以"阴证""阳证"辨治，而要抓住重点、多法并进，统揽全局。

虚实并见者，黎炳南善用攻补兼施之法。他在民国时治天花，亦每于清解热毒中，配伍以芪、参、归之属，扶正托毒。总之临证宜重法度，按二虚一实、二实一虚或虚实并重之异，而攻补侧重有所不同，调配得宜，自无"闭门留寇"之弊。

寒热兼见者，当施寒热并用之法。黎炳南指出小儿有素体虚寒而骤感风热者，亦有外感风寒而内郁痰热者，或外寒而内热，或上热而下寒。此时温之恐助其热，清之虑增其寒。治宜斟酌病机，寒热并行，不使寒热之邪，互为犄角之势。因诸药各有归经，运用得当，自能各达病所，不会因寒热异性而互相抵消。如外散风寒、内清痰热以治咳喘；上清暑热、下温肾元以治夏季热等。又认为风热表证，一般治以辛凉解表为法，然佐用辛温之品，效用更著，盖鬼门者，非温而不易开也。湿热为病，除热多湿微外，未可纯用清利，因湿为阴邪，非温而不易化也。

黎炳南主治哮喘，认为本证发作时，多呈本虚标实之象，每有寒热兼挟之征，拟哮喘一号基本方，组成包括麻黄、桂枝、毛冬青、紫苏子、葶苈子、鹅管石、五味子、五指毛桃根、当归、炙甘草。哮喘缓解期，则以哮喘二号基本方调治，组成包括熟地黄、当归、党参、白术、茯苓、陈皮、法半夏、鹅管石、五味子、炙甘草。哮喘初定之时，宜将两方参合用之，以巩固疗效。

治小儿久泻，则认为婴幼儿机体嫩弱，久泻必耗气津，出现脾阳不运，或胃阴不足。他综合李东垣之温运治脾、升举清阳以及叶天士之甘凉治胃、降浊和阴，拟定常用基本方，由党参、白术、茯苓、乌梅、葛根、藿香、砂仁、火炭母、甘草等组成，清温调配、标本兼顾，用治久泻不止，每获卓效。

治疗小儿厌食，以小儿食欲不振多兼面黄神疲、烦躁口干、自汗盗汗诸症，病以脾胃虚弱、气阴不足为其本，非单纯伤食可比。治疗一则宜健脾胃、益气阴以治本，二则当开胃纳食以治标。拟厌食基本方调治，药用党参、麦冬、五味子、白术、白芍、龙骨、独脚金、鸡内金等。

黎炳南处方中经常运用生草药，并有独到经验。如认为火炭母治小儿泄泻，有清肠止泻之功，而无黄连味苦难咽之弊，更无大寒伤阳之虞。用毛冬青治咳嗽，其清肺之功不亚于黄芩，更兼止咳化痰、祛瘀通络，且性味平和，于小儿甚为适合。

九、黄耀燊与岭南外科

黄耀燊（1915—1993 年），曾用名黄醒中，广东南海人（图 5 - 10），他生于中医世家。其父黄汉荣是著名的西关骨伤科医家。15 岁时进入广东中医药专门学校，毕业后行医。广州中医学院成立后历任外科教研组主任、附属第一医院院长等。长于中医外科，对疮疡、胆石症、颈腰椎病以及蛇伤有独特研究。主编全国高等院校中医专业教材《外科学》（5 年制）和《中国医学百科全书·中医外科学分卷》。

在对疮疡的治疗方面，黄耀燊善于灵活运用消、托、补三大法则，力求速效。他提出内外科辨证和用药有不同的角度。如解表药的应用，内科病常以恶寒为表证，用解表药物取效；而外科疮疡初起用防风、荆芥、白芷等表散之药，目

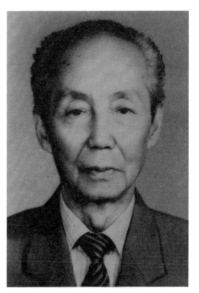

图 5 - 10　黄耀燊

的不在于发汗，而在于疏通经络以达到消肿散结；又如血分药，内科表证常忌用，但外科的疔疮走黄与血分有关。在治法上除用清热解毒药外，需兼用活血、凉血药，使其消散。同时指出外科一般药量较内科为重，否则不能祛除病邪。

在开展急腹症治疗的研究中，黄耀燊认为急腹症是六腑的病变，舌苔能反映出病邪的深浅、病情的轻重，总结出"舌苔一日未净，邪热一日未清"的规律，尤其是急性阑尾炎病人的舌苔变化，可反映出治疗效果及病情的预后。即使病人的自觉症状消失，只要舌苔不化，便极易复发，因此治疗必须彻底。尤其对一些难化的湿滞黏腻之邪，不能过早停药，可在清热解毒、活血化瘀、通里攻下的药物中适当佐以芳香化湿之品。黄耀燊对胆石症的病理也有深刻的认识。他认为胆性刚，喜疏泄，从而提出胆病无补法，应以通为补的观点，即使对久病或过服清利药物而致脾肾亏虚的病人，仍不能放弃疏肝利胆的药物。

黄耀燊还根据临床实践，辨病结合辨证分型，拟出适合各期急性阑尾炎、胃及十二指肠溃疡急性穿孔、急性胆系感染和胆石病的治疗措施和方药。为开展中西医结合治疗急腹症起到了很好的示范作用。

在骨伤科方面，黄耀燊以"肾主骨"的理论为指导，总结多年来治疗颈椎综合征、肥大性脊椎炎、诸骨关节骨刺疼痛等症的经验中，制定出一条有填精益髓、壮腰健肾、强壮筋骨、舒筋活络、养血止痛功效的骨仙片方药，并分别在多间医院进行系统临床验证，总有效率达91.5%。他创制的双柏散对治疗各种痈疮及跌打损伤等有显著疗效。

岭南蛇类众多，黄耀燊治蛇伤也很有名。1976年，一个男青年被银环蛇咬伤，昏迷11天，停止自主呼吸3天，不能进食，极度消瘦虚弱，并曾一度出现呼吸和泌尿系统的霉菌感染，虽采取许多救治措施仍不见显效。黄耀燊会诊，果断地应用大量藿香、葫芦茶等芳香化湿、辟秽化浊之品，使感染得到控制。后来，病人又出现肉眼血尿，黄耀燊分析认为，血尿与应用抗生素有关，于是果断停用，改用通利通淋、凉血止血的中药治疗。仅3天，血尿停止。其后继续用中药调理，终于把病人从死亡线上抢救回来。

十、何竹林与岭南骨伤

何竹林（1882—1972年），原名厚德，广东南海人（图5-11），出生于医学世家。父亲何良显酷爱武术，同治年间在粤悬壶，精武技及伤科医术。何竹林6岁即于课余侍诊父亲左右，学习医学典籍。8岁时，广州光孝寺少林派觉云禅师收其为徒，并赐名"竹林"。他习武学医，苦心攻读。光绪二十七年（1901年）北上游历各地，一路上行医卖药，拜访名师。三年后回到广州，在广州长寿路开设医馆，以善治伤科见长。1924年10月10日广州各界民众举行游行，被广州商团叛乱军当场打死20多人，受伤多人。其中一位市民被流弹所伤，子弹斜穿切破腹壁，肠管膨出外露，何竹林用

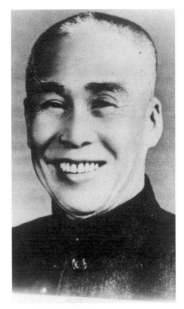

图5-11　何竹林

银花甘草水外洗患部，把肠管推回腹腔，用丝线缝合伤口，外敷生肌膏而取得成功。该市民康复后，感激涕零，特制一块牌匾送给何竹林，上书8个大字"破腹穿肠能活命"。

广州中医学院成立后，何竹林任外科教研室主任，兼任广东省中医院外科主任，1957年主编了广州中医学院教材《中医外伤科学讲义》及《中医伤科学》。

何竹林认为，中医和西医治疗骨伤的理念不同，"盖人体筋骨，气血煦濡，向具生机，故接骨者应如扶植树木，以顺其性意，是谓至治，比之单以器具从事于拘制者，相去甚远矣"，中医治疗骨伤应当像培植树木一样，不仅要尽量恢复解剖学位置，更重要的是使气血流畅，功能恢复正常。认为正骨应当根据病人的病情轻重、年龄大小、病程长短、骨折部位的不同而有不同的标准，有的能达到解剖复位，有的只能达到功能复位。对骨折存在的错位愈合须区别对待，只要不影响功能的错位，就没有必要重新折骨。如对儿童骨折非解剖复位的畸形，需要矫正时，尽可能全面衡量，避免某些多余的

手段。

何竹林重视手法辨证，提出："正骨手法其用有二：一用于辨证验伤；二用于复位理伤。皆为治疗之主法也。"主张"辨证之用，虽曰以手，非单以手为之，而须以眼望之，口问之，耳闻之，心导之。故曰手法辨证者，实合于眼法、口法、耳法、心法也"。即手法辨证不单是用手，而是手摸、眼望、口问、耳听、心导一齐运用，这是骨科中的四诊合参。他强调正骨手法运用，要稳、准、巧，为了达到这个目的，平时要勤于练习，活用刚、柔、迫、直四种力。拔伸常用刚力，旋转常用柔力，推挤常用迫力，对抗牵引用直力。各力互相配合，手法选择因人而施。同时他秉承广东骨伤科多兼习武术的传统，常说："有强健的体魄，才能有足够的力量，否则到施行手法时就有心无力了。"

在用药方面，他认为伤科应重视气血阴阳，认为"血气通顺无阻则康强无病，一有阻滞，血易成瘀，全身牵掣，疼痛肿胀，百病丛生。人未受伤，血气流畅；一受损伤，血气即阻，久而致积"。他提出伤科的"内治八法"，即通下逐瘀法、活血化瘀法、和营通络法、温通行瘀法、清凉解毒法、行气活血法、固本培元法和兼病治法。又根据经验创制了多种验方效方，如内服的何竹林跌打丸、骨一方、骨二方、骨三方、理伤定痛汤、龙马壮骨宝等，外用的跌打风湿霜、驳骨散、跌打油、跌打风湿药酒、生肌膏、百灵膏等。方中善于运用岭南生草药，他经常深入鼎湖山、罗浮山、西樵山等地采药，并应用到临床中。

何竹林后人及门下众多，何氏正骨是现代著名的岭南骨伤科流派。

十一、靳三针与岭南针灸

"靳三针"是俗称。其创始人靳瑞（1932—2010 年），广东广州人（图 5 - 12）。他出生于中医药世家，父亲靳太和为"太和洞肾亏丸制药厂"厂长，兄靳永福为"靳永福驱风油药厂"厂长。靳瑞于 1955 年毕业于广东中医药专科学校。广州中医学院成立后在校任教，曾任广州中医学院针灸系主任，为广东省名中医。成果《智三针为主治疗儿童精神发育迟滞的临床和实验研究》获国家中医药管理局科技进步奖；《救治脑型疟疾》《针刺颞部穴位治疗脑血

管意外后遗症的临床和实验研究》均获
广东省科技进步奖。编著有《针灸按摩
补泻图说》等。

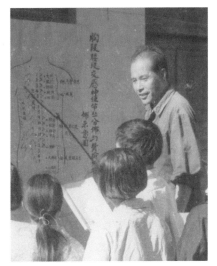

图 5-12　靳瑞

靳瑞创立了特殊风格的"靳三针"
技术。该针法源于靳瑞诊治一位患十多
年过敏性鼻炎的病人，经过三次治疗得
以痊愈，当病人问起这是什么疗法时，
靳瑞想既然三次治愈了，就叫"鼻三针"
吧。这是"三针"的最初取名。后来靳
瑞在临床中注意总结治疗某些疾病的三
个最重要、最常用的穴位，逐渐形成系
列的"三针"叫法。如腰痛取"腰三针"，肩周炎取"肩三针"等。其特点
是对三对穴位同时扎针，治疗一种疾病。包括治视神经萎缩的"眼三针"、
治过敏性鼻炎的"鼻三针"、治药物性中毒性耳聋的"耳三针"、治疗中风偏
瘫的"颞三针"，治疗弱智儿童的"智三针"等。其他还有舌三针、四神针、
脑三针、定神针、晕痛针、面肌针、叉三针、面瘫针、突三针、颈三针、背
三针、肩三针、手三针、足三针、手智针、腰三针、痫三针、颈三针、膝三
针、踝三针、脂三针、内景三针、胃三针、肠三针、胆三针、尿三针、阳三
针、阴三针等近 30 种。

"靳三针"中往往以一穴为主，二穴为次，有力专效宏的特点。"三针"
的形成既是有意识的选择，也是经过临床实践充分验证的。例如靳瑞治眼病
原本在眼眶与眼球之间、眼球之上下内外各施一针，为"眼四针"，但后来
发现眼球外侧一针不仅疗效不甚满意，而且针刺容易发生出血现象，于是废
而不用，仅用上下内各一针，成为"眼三针"。其他疾病也不是只扎三针，
有的是三个穴名六个穴，或三个穴为一组的多组配合。

靳瑞用针注重补泻，他认为针刺手法，有传统补泻手法和近代针刺手法
两类，传统补泻手法是以经络学说为基础，以脏腑经络的虚实为对象，虚证
用补法，实证用泻法，补泻手法的反应标准是行补泻后因气血的充盛而有针
下热的反应，行泻法后，因邪气的减退，而有针下寒的反应。现代针刺手法

是以神经的调节反射为基础，认为针刺治疗作用是神经调节为主的结果，而神经的兴奋和抑制活动过程，是和刺激强度、刺激时间，以及当时机体的状态有密切关系。因此，现代针刺手法，以刺激强弱，留针时间长短来区别针刺的性质，而且必须以找到酸麻胀痹等的神经感应为标准。他认为古今手法可以并存，可以互参，可以结合应用。

2014 年国家中医药管理局公布了首批 64 家中医学术流派传承工作室，靳三针流派名列其中。

十二、黎家玉与岭南眼科

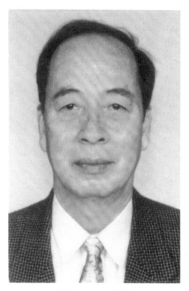

图 5 - 13　黎家玉

黎家玉（1933—　），广东省阳西县人（图 5 - 13）。毕业于广州中医学院。长期在岭南从事中医眼科诊治，为广东省名中医，出版有《黎家玉眼科集锦》。

黎家玉对眼科临床，以现代病名为基础，总结出中医的疗法特点。如治疗角膜炎症擅用补法；治疗葡萄膜炎症擅用活血祛瘀法；治疗视网膜炎症擅用健脾法；治疗视神经炎症擅用疏肝法。制备有胆麝眼药水、蜂蜜眼药水、洗眼药膏等十多种外用眼药和多种治疗眼底疾患的内服制剂。

黎家玉的眼科学术特点是非常注意地域因素对疾病与治疗的影响。他说："岭南人无论在体质上、眼疾证候表现上都与内地人有一定的区别，因而治法上也应该与之相适应。"他认为岭南地区四季多风，经常受暖气流的影响，气候多为湿热。在这种气候环境作用下，许多感染性眼病初起虽多表现为风热外袭，但稍延时日，则多表现为夹湿或形成风湿热交叉证，形成炎症期长、难以速愈的病势。例如每年的流行性结膜炎，炎症期长，大多都呈湿热胶着于气肉两轮的证候；夏收秋收期间，农业性外伤引起的化脓性角膜溃疡，也屡见湿热交攻于风轮的证候，其炎症浸润往往难以迅速廓清。

对湿热眼疾，黎家玉长于芳化、淡渗与利尿，药物常取白蔻、藿香、陈皮、茵陈、扁豆、薏苡仁、车前草、泽泻。岭南民间草药鬼灯笼、山芝麻、贯众、野菊花、狗肝菜可用于预防与治疗眼热疾患。

黎家玉又指出，岭南地区讲究饮食，不但可以导致脾胃病，而且可以成为消化系统以外疾病的致病因素。过食肉类能使胃积热；过食果蔬能使脾生湿。眼科临床常见小儿睑腺炎、睑板腺囊肿反复发作，睑缘炎、沙眼症状时轻时重，顽固难愈的泡性结膜炎或角膜炎、病毒性角膜炎、巩膜炎、虹膜睫状体炎以及过敏性眼疾都常有过食甘脆肥浓的生活史，而舌诊多有舌苔腐浊和闻之口臭的他觉证，对此应注意调理。岭南人保健饮品如五花茶（木棉花、鸡蛋花、野菊花、金银花、南豆花）、竹壳茶、疳仔草泡水饮，北江流域两岸的云雾茶、饶平山茶和阳江的东水茶等，均有清热祛湿的消食作用。

但是，如果饮食冷饮、果蔬太过，初为湿热，久则为虚寒。脾阳虚日久，脾病及肾。长年汗出较多，阳气升发于外而不得密固，更多患脾肾阳虚之疾。许多眼底病就是由于脾肾阳虚导致水湿上泛于眼底造成，特别是中老年病人，非温药化解不能转机。

十三、赵思兢与岭南药学

赵思兢（1914—2000 年），广东新会人（图 5 - 14）。广东省名老中医。少年时师从邑城名医梁兆荣，后入广东中医药专门学校就读，肄业后执业行医。1949 年任广东中医药专科学校教导主任。1955 年在广东省中医药研究所任中药研究室主任，从事中药研究及中医临床工作。1978 年调进广州中医学院，从事中医教学与研究。著作有《广东省

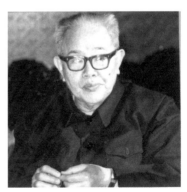

图 5 - 14　赵思兢

药材炮制手册》《岭南草药志》《常见病草药治疗手册》《岭南中草药撮要》等。

1957 年，赵思兢写了《广东生草药凉茶的初步调查研究》，就广东生草药凉茶对湿热地带劳动人民所起的保健作用、广东生草药凉茶的分类及其适

用范围、如何保护和繁殖广东凉茶生草药材、凉茶生草药形态及疗效简介四方面作了系统论述，是关于凉茶研究的重要调查资料。1958年他所在的广东省中医药研究所和华南植物研究所合作，在广东省卫生厅领导下向民间进行采风，发掘出丰富草药资料及草药治病经验，并加以整理，于1960年编写成《岭南草药志》，介绍广东常用草药88种，对每种药物的科属、学名、性能、生长形态作了鉴定，对产地分布、生长环境作了调查分析，还对广东省内各地应用这些草药的方法及用量也作了具体引证。《岭南草药志》原定继续编辑续集，其中两集草稿已完成，载药350种，后因"文化大革命"而未能出版。

赵思兢精通草药知识，其临床用药别具特色。如其治疗湿疹有干痒汤洗剂，组成为毛麝香、大飞扬草、土荆芥、如意花叶、过塘蛇、紫苏叶、九里明、落马衣；湿痒汤洗剂，组成为毛麝香、大飞扬草、如意花叶、枝香、入地金牛、紫苏叶、薄荷、老虎脷、半边莲，所用均为生草药材。

广东民间有"夹色伤寒"的说法，认为是肾经虚损而素体虚弱之人，于房事射精之时感受外邪，出现热入精室的伤寒实热或少阴热化证候，除一般伤寒证候外尚有头部沉重、胸闷腰痛等症状。相传七日不治则病危。赵思兢对此证颇有心得，有苦寒坚阴三方，也均用生草药材。

苦寒坚阴一方

苦瓜干20 g，鬼箭羽15 g，榕树须叶15 g，鸭脚皮15 g。如高热不退加如意花根30 g，算盘子根30 g，水600～800 mL，煎成200 mL温服，留渣再煎服，可连服2～3天。

本方适用于轻型夹色伤寒的头重、胸闷症状。

苦寒坚阴二方

鲜痕芋头500 g削去外皮，不能用水洗，切成3 cm厚块（干片30 g）、木槵根50 g，水1600 mL煎成200 mL，待温尝之，以喉舌不觉麻痒为合，一次服完。可连服2～3天。

适用于中型夹色伤寒头重、胸闷及腰刺痛重坠的症状。

苦寒坚阴三方

　　槐角子 10 g 捣碎，水 500 mL，煎成 150 mL，温服。可连服2 天。

　　适用于重型夹色伤寒的头重、胸闷、腰刺痛重坠、爪甲紫瘀蓝黑、尾闾长强穴皮肤见青黑圆斑者。服本方症状好转后，爪甲由蓝黑转为红活后，可转服苦寒坚阴二方，以资善后。

本章所介绍的岭南名医学术思想与经验，在不同程度上体现着前面所述的岭南医派学术特点。岭南医派作为地域性医学流派中最为注重地理气候环境的一个分支，丰富了中医学术中"因时因地因人制宜"法则的内涵。其特色鲜明，应用广泛，深受岭南群众信赖，并且跨洋过海，成为中医药国际化的先头部队。岭南医派的研究方兴未艾，未来一定能取得更为丰硕的成果。

图书在版编目（ＣＩＰ）数据

　中医流派传承丛书. 岭南医派 / 陈仁寿，王琦总主编 ； 郑洪分册主编. —长沙 ： 湖南科学技术出版社,2020.12
　ISBN 978-7-5710-0887-1

Ⅰ. ①中… Ⅱ. ①陈… ②王… ③郑… Ⅲ. ①中医流派－研究 Ⅳ. ①R-092

中国版本图书馆 CIP 数据核字(2020)第 269160 号

ZHONGYI LIUPAI CHUANCHENG CONGSHU LINGNAN YIPAI

中医流派传承丛书　岭南医派

总 主 编：陈仁寿　王　琦

分册主编：郑　洪

责任编辑：何　苗　王跃军

出版发行：湖南科学技术出版社

社　　址：长沙市湘雅路 276 号

网　　址：http://www.hnstp.com

湖南科学技术出版社天猫旗舰店网址：
　　　　　http://hnkjcbs.tmall.com

印　　刷：长沙德三印刷有限公司
　　　　　（印装质量问题请直接与本厂联系）

厂　　址：湖南省宁乡市夏铎铺镇六度庵村十八组（湖南亮之星酒业有限公司内）

邮　　编：410604

版　　次：2020 年 12 月第 1 版

印　　次：2020 年 12 月第 1 次印刷

开　　本：710mm×1000mm　1/16

印　　张：16

字　　数：220 千字

书　　号：ISBN 978-7-5710-0887-1

定　　价：79.00 元